Pour prés[erver] des Maladies vénériennes

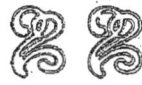

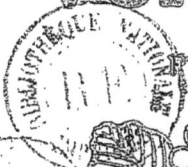

Par le Dr GALTIER-BOISSIÈRE

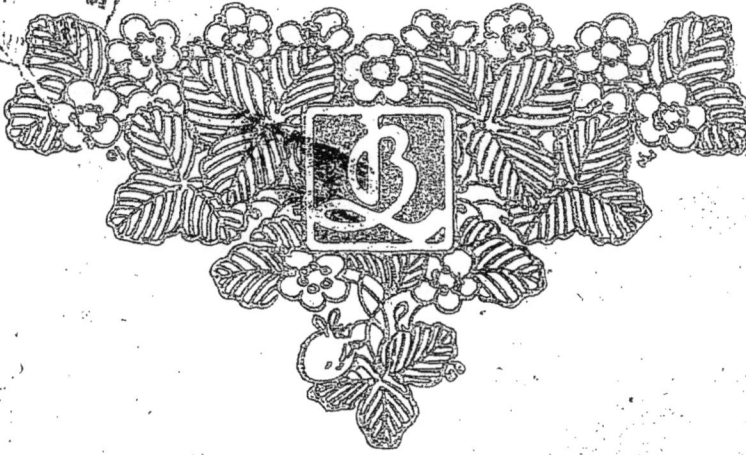

Bibliothèque Larousse

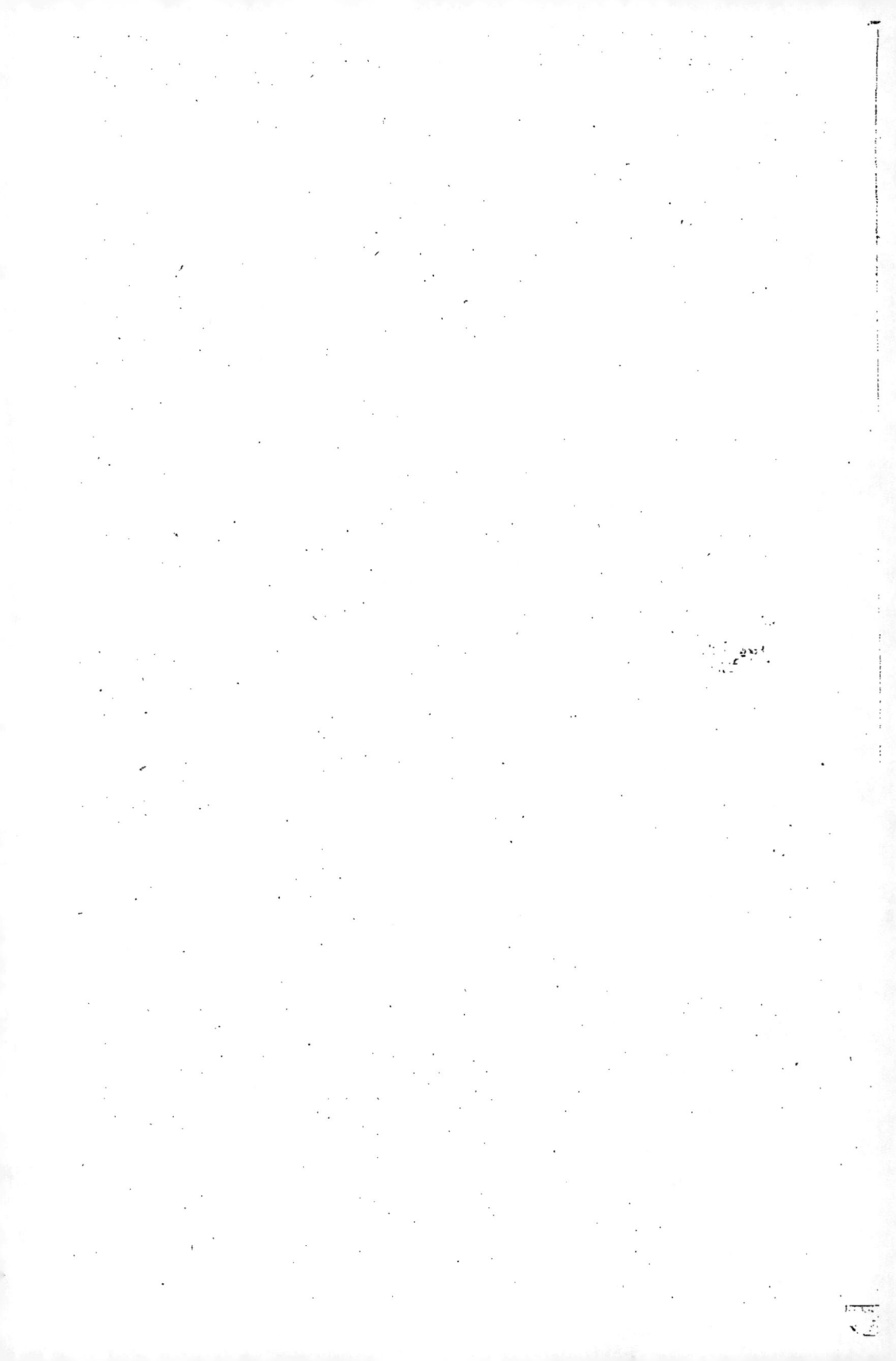

POUR PRÉSERVER DES
MALADIES VÉNÉRIENNES

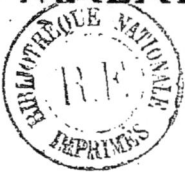

VINGT-NEUVIÈME MILLE

OUVRAGES DU MÊME AUTEUR

DICTIONNAIRE ILLUSTRÉ DE MÉDECINE USUELLE. — In-8°, 576 pages, 849 gravures, 4 planches en couleurs. — Librairie Larousse, broché, 18 fr. ; relié toile, 24 fr.

LAROUSSE MÉDICAL ILLUSTRÉ. Dictionnaire d'hygiène et de médecine écrit avec la collaboration de quarante spécialistes. In-4°, 1 300 pages, 2 462 gravures (dont 22 cartes), 78 tableaux synoptiques, 33 planches et 2 cartes en couleurs, 26 en-têtes artistiques, 1 planche découpée (anatomie du corps humain). — Librairie Larousse, broché, 62 fr. ; relié demi-chagrin, 90 fr.

Ce livre peut être payé à raison de 7 fr. 50 par mois.

LAROUSSE MÉDICAL DE GUERRE. Rédigé avec la collaboration de vingt et un médecins militaires ou spécialistes, et enregistrant les progrès que la chirurgie et la médecine ont réalisés au cours de la dernière guerre.

In-4°, 336 pages, 497 gravures, 57 tableaux en noir et 2 planches en couleurs. — Librairie Larousse, broché, 17 fr. ; relié toile, 24 fr. (*Ouvrage honoré d'une souscription des ministères de la Guerre, de la Marine et des Colonies.*)

ŒUVRES PROTECTRICES DU SOLDAT BLESSÉ OU MALADE, RÉFORMÉ (rééducation), PRISONNIER. — Brochures Larousse, in-16, 15 grav., 1 fr. 50.

POUR PRÉSERVER DES MALADIES VÉNÉRIENNES. — In-8°, 31 gravures. Ouvrage honoré d'une souscription du ministère de l'Instruction publique. — Librairie Larousse, 3 fr. 50.

HYGIÈNE NOUVELLE. In-8°, 396 gravures. — Librairie Larousse, 8 fr. 50

LES MALADIES DE POITRINE. In-8°, 63 gravures. — Librairie Larousse, broché, 3 fr. 50 ; relié, 4 fr. 25.

L'ANTIALCOOLISME EN HISTOIRES VRAIES. Livre de lecture à l'usage des écoles primaires. In-8°, 60 gravures. — Librairie Larousse, 1 fr. 80 (*prix majoré temporairement*).

DES MANIFESTATIONS DE LA SYPHILIS SUR LA VOUTE CRANIENNE. — Chez l'auteur, 29, rue Vaneau.

LA FEMME. Conformation, fonctions, maladies et hygiène spéciales. — In-4°, 10 planches coloriées (1/3 grandeur naturelle) en feuilles découpées et superposées, formant 45 coupes anatomiques et 55 photographies et gravures dans le texte. — Schleicher-Costes, éditeurs.

POUR SOIGNER LES MALADIES VÉNÉRIENNES ET URINAIRES. — In-18 jésus, 41 gravures. — Schleicher-Costes, éditeur.

Ouvrages en langue espagnole :

DICCIONARIO ILUSTRADO DE MEDICINA USUAL. — In-8°, broché, 18 fr. ; relié toile, 26 fr.

CRIANZA DEL NIÑO DE PECHO. — In-4°, 62 gravures, broché, 2 fr. 50 ; relié toile, 3 fr. 50.

PARA EVITAR LAS ENFERMEDADES VENEREAS. — In-16, broché, 2 fr. 50 ; relié, 3 fr. 50.

Pour préserver des
MALADIES
vénériennes

Par le Dr GALTIER-BOISSIÈRE

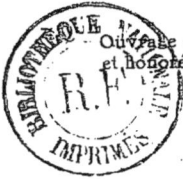

Ouvrage conforme au programme des Écoles normales d'instituteurs
et honoré d'une souscription du Ministère de l'Instruction publique.

AUX JEUNES GENS
AUX PARENTS
AUX ÉDUCATEURS

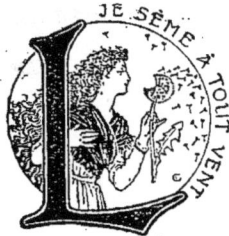

31 GRAVURES

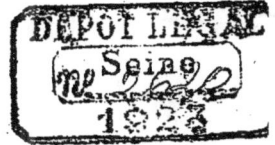

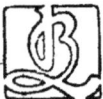

Bibliothèque Larousse
Paris. — 13-17, rue Montparnasse

A mon Fils
quand il aura seize ans.

Dr G.-B.

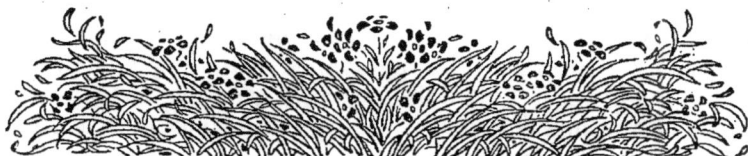

Pour préserver des maladies vénériennes [1]

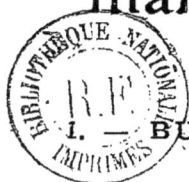

I. — BUT DE LA CAMPAGNE ACTUELLE SA GENÈSE

P AR un préjugé malheureux qui n'a pu se maintenir une fois sérieusement discuté, les maladies véné-riennes sont longtemps restées des affections « dont on ne parle pas ». De temps en temps on entendait bien dire qu'un homme était mort à la suite d'une maladie « honteuse », qu'une femme, un enfant souffraient d'une « mauvaise maladie » transmise par un mari ou un père; mais on se hâtait de changer de conversation, comme si le fait seul de parler de cela eût été chose dangereuse.

Conséquences d'un préjugé.

Résultat : les jeunes gens étaient trop souvent con-vaincus que pour contracter ces maladies il fallait soi-

(1) La plupart des figures qui illustrent cet ouvrage sont dues à l'obligeance de M. Massiot, 15, boulevard des Filles-du-Calvaire, à Paris, chez qui on les trouvera sous forme de projections. Elles font partie des collections du Musée Pédagogique. Nous remercions MM. les docteurs Queyrat, Renault, Verchère, Maitland Ramsay, et M. Maloine, éditeur, qui ont grandement facilité notre tâche en met-tant à notre disposition des documents photographiques.

même se livrer à des actes coupables, que des signes spéciaux marquaient les personnes atteintes de telles affections. Aussi lorsqu'ils devenaient des vénériens ils étaient à la fois stupéfaits, atterrés et furieux de n'avoir pas été avertis du danger.

L'un d'eux nous disait, dans notre cabinet : « Un jour j'ai consulté mon père au sujet de ces maladies, je voulais savoir ; il m'a durement répondu qu'on ne parlait pas de ces choses-là ! Cependant, lui aussi a été jeune et pouvait se souvenir, me comprendre. Il ne m'a rien dit, et aujourd'hui j'en ai peut-être pour la vie ! »

Si on avait interrogé ce père sur son silence, il eût certainement répondu « qu'il ne voulait pas éveiller les sens de son fils, que ce sujet est trop délicat pour être traité entre père et enfant ».

Est-il vraiment sérieux d'avoir de ces scrupules, alors que l'histoire nous renseigne avec détail sur les maîtresses des rois, que la lecture des journaux fait connaître chaque jour des faits scandaleux et que l'Église elle-même n'hésite pas à faire allusion à « l'œuvre de chair », à « l'Immaculée conception », à la virginité de Marie, à la présence de Jésus dans le sein de sa mère, sans que nulle de ces expressions n'éveille de pensées déshonnêtes, sauf chez des individus dont l'esprit est naturellement perverti ?

La science n'est pas plus immorale que l'art, et la vérité ne doit pas plus être dissimulée que la nudité d'une belle statue.

Cette vérité, on comprend la nécessité, non pas seulement de la dire, mais de la crier à la jeunesse lorsqu'on sait le lourd tribut qu'elle paye aux affections vénériennes.

Notre éminent maître le professeur Fournier a donné des chiffres vraiment impressionnants sur l'âge où l'on contracte la syphilis. Sur cent cas, *huit* atteignent des hommes, *vingt* de pauvres filles qui les uns et les autres ont moins de 20 ans (1). Le maximum de fréquence

_____

(1) 4 pour 100 se produisent chez des jeunes filles de moins de 16 ans.

est pour la femme entre 18 et 21 ans (30 pour 100), pour l'homme entre 21 et 26 ans (50 pour 100).

Il est d'autant plus utile de vulgariser la connaissance des modes de propagation et des signes principaux des maladies vénériennes que si ces affections *Préservation* si répandues se contractent le plus souvent *des innocents.* par les rapports sexuels, elles atteignent dans des cas assez fréquents des *innocents*, c'est-à-dire des individus qui n'ont rien fait pour en être frappés ; enfin, que quelquefois la contagion est transmise par des personnes agissant ainsi par ignorance ou par négligence.

Il faut donc que chacun le sache, l'idée qu'on se fait dans le public des vénériens et particulièrement du plus dangereux d'entre eux, le syphilitique, est tout à fait erronée. Il peut avoir un âge quelconque, n'être qu'un enfant à la mamelle et appartenir à une classe sociale élevée. Il n'a pas forcément perdu beaucoup de cheveux, et sa peau peut ne porter aucune éruption ; rien dans sa figure, dans ses habitudes n'a été changé, et il est possible qu'il semble se porter, en apparence, fort bien. Et malgré cela, il suffit de s'être servi d'un objet à son usage pour être infecté !

Une autre raison doit faire cesser la conspiration du silence et amener à considérer comme un *malheur* une maladie qualifiée trop facilement de « hon- *Ignorance* teuse » par des personnes qui ont peut-être eu *et guérison.* autrefois plus de chance que de vertu. C'est la question si importante du *traitement*.

Craignant de dévoiler son mal à celui qui pouvait et devait lui donner les moyens de se soigner, évitant d'en parler au médecin de famille, le jeune homme ne s'est pas traité ou il l'a fait d'après les annonces de la quatrième page des journaux, avec une vague consultation d'un pharmacien ou de quelque praticien de rencontre. Puis, ayant épuisé sa bourse ou ne voyant plus paraître de manifestations, il a cessé toute médication. Aujourd'hui il est trop tard : une arthrite blennorragique a déformé sa jambe, une lésion tertiaire de la syphilis a frappé son cerveau. Le père, enfin averti, comprend alors l'étendue de la responsabilité qu'il a assumée! Il arrive même que le malheur ne se limite pas à une victime et que la contagion atteigne par insuffisance de précautions la mère ou la sœur.

Le dicton « mal pris au début est vite guéri » est vrai surtout pour les maladies vénériennes et particulièrement pour la plus grave d'entre elles, la syphilis. Mal soignée, la blennorragie peut durer trois, six, neuf ans, indéfiniment, et les accidents terribles de la syphilis frappent presque exclusivement les négligents.

Tout ce qui vient d'être dit avait été répété cent fois par les médecins et notamment par nos maîtres les professeurs Fournier et Pinard ; mais leur voix *Lutte contre* n'avait qu'un faible écho, par suite de l'hypo- *le préjugé.* crisie des « convenances », lorsqu'un auteur dramatique, M. Brieux, eut la belle audace de transporter ces questions au théâtre. La censure, qui chaque jour autorisait les pires pornographies des petits théâtres et des concerts, agents les plus actifs de démoralisation de la foule, refusa l'autorisation de laisser jouer *Les Avariés;* mais le directeur, l'éminent artiste Antoine, qui a compris la portée sociale du théâtre, sut résister et fit la lecture de la pièce devant un auditoire de moralistes, de députés et de médecins (1).

La cause fut gagnée et la pièce fut plus tard jouée avec un grand succès, démontrant la possibilité de faire écouter et applaudir par le public une thèse hygiénique et sociale. Nombre d'universitaires avaient assisté à ces représentations et, ayant compris l'importance de la

---

(1) La lecture eut lieu le 11 novembre 1901 et la première représentation, quatre ans après, le 22 février 1905. Il y eut 58 représentations, et la pièce a été reprise plusieurs fois dans la banlieue et en province.

diffusion des idées de préservation contre les maladies
vénériennes, ils firent adopter par le Conseil supérieur de
l'instruction publique l'annexion au programme des
écoles normales d'instituteurs de leçons sur ces affections. La vérité est donc en marche et le présent travail
contribuera, nous l'espérons, à la vulgariser.

En organisant des cours dans les écoles normales
d'hommes, l'administration de l'Instruction publique a
eu évidemment en vue de mettre à même le futur insti-
tuteur de répandre ces connaissances autour de lui, de
prémunir ses anciens élèves contre le péril. Il le fera par
des entretiens particuliers avec les grands élèves, mais le
plus souvent possible il devra demander à un médecin
de la localité de faire une conférence aux adultes sur
ce sujet, ou s'en charger lui-même en s'aidant d'une
brochure comme celle-ci et de vues pour projections
dont l'illustration de ce livre est la reproduction et qui
fixeront bien le souvenir des lésions dans la pensée des
auditeurs.

La conférence a l'avantage de pouvoir atteindre les
femmes, qui, elles aussi, ont grand intérêt à être ren-
seignées. L'auditoire des *Avariés* était composé
La femme   en grande partie de femmes et aucune n'a ja-
doit savoir.   mais protesté ni n'est sortie du théâtre cho-
quée de la thèse soutenue; toutes ont compris l'importance, pour elles-mêmes et pour leurs enfants, de la
campagne entreprise contre ces terribles maladies.

Certains renseignements donnés, ceux, par exemple,
sur la contagion de la syphilis par les nourrices, sur la
cécité des enfants par l'ophtalmie purulente blennorragique, s'adressent plus particulièrement à *toutes les mères*.

Pense-t-on, d'autre part, qu'il soit inutile aux jeunes
filles qui, de bonne heure, devront quitter la famille
pour aller à l'atelier ou se mettre en service, d'être pré-
munies par leurs mères contre un des plus graves dangers
des relations sexuelles? Il faut que l'ouvrière, que la
paysanne, que la bonne sache qu'en s'abandonnant au

séducteur elle ne court pas seulement chance d'avoir à supporter les charges de l'enfant qui peut être la conséquence de sa faute, mais qu'elle est exposée à contracter une maladie dont les suites peuvent la faire souffrir toute sa vie (1). Nous venons de faire allusion à la transmission des maladies vénériennes aux bébés par leur nourrice; mais si celle-ci peut donner à l'enfant qu'elle allaite une maladie qu'elle a reçue de son mari, elle la reçoit bien souvent elle-même du nourrisson malade et elle doit être informée de cette possibilité, de façon à se défendre contre le mal, à faire punir par la justice les maîtres qui ont abusé ainsi de sa confiance.

Sans aucun doute, il faut s'attendre de nouveau, à ce propos, au raisonnement déjà tenu pour les garçons : « Quoi! voulez-vous qu'on parle de ces questions à une jeune fille? »

Mais d'abord, c'est une illusion de croire qu'une paysanne qui a assisté aux ébats des animaux à la campagne, qu'une ouvrière qui n'a pu fermer l'oreille aux conversations de ses camarades soient ignorantes des relations sexuelles. Une mère, au moment où sa fille va cesser d'être sous sa surveillance, doit-elle hésiter à la protéger contre les imprudences que pourrait entraîner sa naïveté?

Il est une autre raison pour laquelle l'attention des *femmes de toutes les classes* de la société doit être ap-

Avarie et mariage. pelée sur ces maladies. Lorsqu'un vénérien a eu la malhonnêteté de se marier avant d'avoir cessé d'être contagieux et qu'il a transmis ainsi sa maladie à sa femme, il arrive trop souvent que pour ne pas avouer sa faute il dissimule la vérité au médecin, ou *ne le fait même pas appeler*. La malheureuse qui, bien soignée, n'eût eu que des accidents insignifiants, peut, dans ces conditions, être at-

---

(1) Pour les paysannes et les ouvrières le maximum de fréquence de contamination est à 18 ans.

teinte, au contraire, des plus graves, et voir périr ses enfants en bas âge, frappés par le mal inconnu.

Éclairées par ces faits, les mères estimeront sans doute que les hygiénistes n'ont pas tort en demandant qu'au certificat de fortune donné par le notaire vienne s'ajouter un certificat de santé donné par le médecin.

La statistique montre que sur *cinq* femmes syphilitiques une a été infectée par le mari. Pour les maladies de matrice et de l'ovaire dues à la blennorrhagie contractée dans le mariage, la proportion n'est pas inférieure.

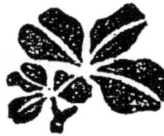

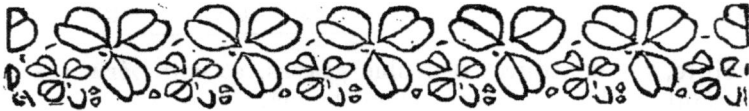

II. — VARIÉTÉS ET ORIGINE
DES MALADIES VÉNÉRIENNES

Il existe trois sortes de maladies vénériennes ; ce sont, par ordre de gravité, le *chancre mou*, la *blennorragie*,

Variétés et fréquence. la *syphilis*. Des trois, la blennorrhagie est de beaucoup la plus répandue : probablement plus d'un tiers des hommes en sont atteints ; dans l'armée la proportion officielle est de 3 pour 100 de l'effectif, mais ce chiffre est certainement très inférieur à la réalité, il ne représente que le nombre des soldats internés à l'hôpital et il faudrait, à notre avis, plus que le tripler pour se rapprocher de la vérité, les formes légères et chroniques étant faciles à dissimuler (1).

Les syphilitiques sont ensuite les plus nombreux. On estime que dans les grandes villes il y en a 1 sur 7 individus ; dans l'armée il y en a 1 sur 100 soldats, mais ce chiffre doit, comme celui donné pour la blennorrhagie et pour les mêmes raisons, être très inexact, notamment dans les corps de troupes aux colonies, où la syphilis est très répandue et les mesures préventives très insuffisantes

---

(1) Le chiffre des affections vénériennes a diminué de moitié dans l'armée depuis une dizaine d'années, probablement sous l'action des causes suivantes : 1° diminution de la durée du service militaire et recrutement régional qui permet aux soldats de passer leurs congés dans leur pays ; 2° visites sanitaires mensuelles et à chaque départ et retour des permissionnaires ; 3° traitement plus sévère de la maladie dans les corps de troupes ; 4° suppression des mesures vexatoires qui empêchaient souvent les hommes de dévoiler le mal et les exposaient par cela même à de nouvelles contaminations. Ces peines consistaient dans trente jours de consigne après guérison et obligation de donner le nom de la femme cause probable de la maladie.

Le chancre mou est beaucoup plus rare et ne se
rencontre habituellement que dans la classe ouvrière,
tandis que les deux autres affections sont répandues
dans toutes les classes de la société.

Un fait expliquera immédiatement cette variété de
fréquence : c'est la durée différente de contagiosité des
trois maladies. La blennorragie peut se contracter
plusieurs fois ; il n'est pas rare de rencontrer des individus qui l'ont eue six ou huit fois, et sa forme chronique, la blennorrhée, d'autre part, peut s'éterniser des
années. La syphilis ne se contracte, au contraire, qu'une
fois, mais elle est contagieuse au moins pendant deux
ans. Quant au chancre mou, les récidives, en fait, sont
rares et il est contagieux seulement pendant deux à trois
mois.

Ajoutons tout de suite que si des misérables répan-
dent volontairement leur affection, comme cette malade
de l'hôpital Saint-Louis qui disait : « On m'a donné la
syphilis, mais je me suis bien vengée, j'en ai infecté plus
de cent, » la plupart des auteurs des contagions ignorent
qu'ils sont en état de nuire.

En général les diverses maladies vénériennes surviennent isolément, mais il est des cas où des malheureux en contractent à la fois *deux* ou même toutes les
trois. Chacune évolue alors pour son compte; c'est là un
fait très particulier à ces affections et qu'on n'observe
pas dans les autres maladies contagieuses, fièvre
typhoïde, variole, scarlatine, rougeole, qui n'évoluent
pas simultanément.

Origine microbienne. Les maladies vénériennes sont provoquées par la multiplication de microbes particuliers (*fig.* 1 à 4). Le chancre
mou est produit par les *strepto-bacilles*
de Ducrey-Unna (*fig.* 1), ordinaire-
ment groupés par file, d'où le nom « strepto ». La blennorragie est due aux *gonocoques* de Neisser (*fig.* 2), qui
ressemblent à des sortes de haricots réunis deux à deux,
à une courte distance par leurs faces concaves.

Ces deux variétés de bacilles se trouvent dans le pus et dans les cellules de la surface de la muqueuse (blennor-ragie) ou de l'ulcération (chancre mou). Mais tandis que

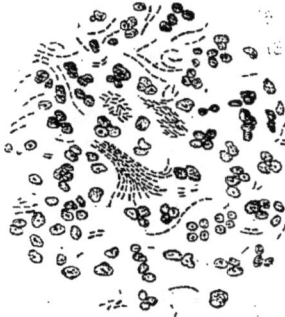

Fig. 1. — Strepto-bacilles de Ducrey-Unna.

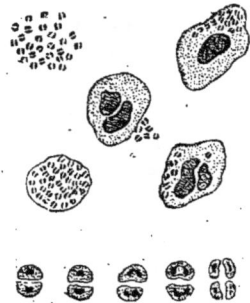

Fig. 2. — Gonocoques.

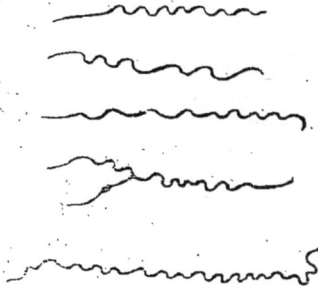

Fig. 3. — Tréponème pâle de Schaudinn.

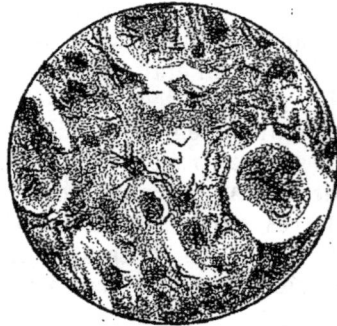

Fig. 4. — Tréponème pâle dans le foie.

le microbe de cette dernière maladie n'a été rencontré que dans les deux localisations du chancre mou, c'est-à-dire dans ce chancre lui-même et dans le bubon voisin, les gonocoques ont été trouvés dans le sang à une grande distance des organes génitaux et peuvent par suite produire des lésions en des points éloignés, comme le genou (arthrite blennorragique) et le cœur (endocardite).

Enfin, tout récemment, Schaudinn a découvert un corps spiralé, effilé à ses extrémités, dont une est quelquefois double au stade initial, le *tréponème pâle* [d'abord dénommé *spirochète*] (*fig.* 3 et 4), qui semble bien l'origine de la syphilis, car de nombreux observateurs de tous les pays l'ont trouvé dans les lésions non seulement de la syphilis acquise, mais de la syphilis héréditaire et dans le sang des organes centraux. La figure 4 le montre dans le sang du foie. Le professeur Blanchard remarque, à l'appui de cette opinion, qu'une maladie vénérienne des chevaux, la *dourine*, est causée par un corps spiralé analogue, le *trepanosoma equiperdum*.

Ces microbes sont tous très petits; la taille du bacille du chancre mou, par exemple, varie entre 1 ou 2 millièmes de millimètre. Le tréponème pâle est beaucoup plus long, il peut atteindre deux ou trois fois le diamètre d'un globule blanc dont la longueur est de 9 millièmes de millimètre, mais il est souvent replié sur lui-même. On comprend que suivant l'étendue du domaine où vit chacun de ces microbes et la durée de son existence et de sa multiplicité, la maladie est plus ou moins généralisée.

Ces affections se classent, par suite, dans l'ordre suivant au point de vue de la gravité croissante :

1° Le *chancre mou,* maladie exclusivement *locale* et *temporaire;*

2° La *blennorragie,* maladie *ordinairement locale,* mais pouvant, pendant une période de quelques mois, présenter des manifestations plus ou moins *éloignées* du canal urinaire;

3° La *syphilis,* maladie dont la première lésion est insignifiante, mais qui dès lors est *généralisée* à toute l'économie et dont les lésions sont susceptibles de s'étendre à tous les organes du corps. Ses microbes semblent s'endormir pendant des mois et des années, puis tout à coup se réveillent et produisent alors des altérations des tissus plus intenses que celles du début. Ce fait en apparence anormal est, en somme, analogue à ce qui se produit dans les fièvres intermittentes, dont les accès se reproduisent après l'intervalle quelquefois de plusieurs années et qui sont dues, elles aussi, à l'action de microbes.

Pour la contagion de la blennorragie, il semble suffire du contact d'une muqueuse malade avec une muqueuse **Modes d'introduc-** saine. En fait, dans toutes les affections **tion des microbes.** vénériennes il existe comme porte d'entrée une érosion de la couche la plus superficielle de la muqueuse ou de la peau, mais celle-ci peut être absolument insignifiante : il suffit d'une éraillure à peine visible et qu'a produite le simple frottement d'un poil, le grattage d'un imperceptible bouton, d'une croûtelle d'eczéma, la rupture d'une vésicule d'herpès ou d'acné, les piqûres de puce, de pou, de l'acare de la gale.

Les régions où les muqueuses sont recouvertes et adossées à elles-mêmes et par suite humides, étant particulièrement fragiles, sont aussi les plus susceptibles de s'excorier et par suite de laisser pénétrer l'élément contagieux. La suppression du prépuce chez les israélites a pour résultat de diminuer chez eux le nombre des maladies vénériennes.

La pédiculose (multiplication de poux sur le corps), particulièrement la pédiculose du pubis et aussi la gale sont, du reste, si souvent contractées à l'occasion du coucher à deux qu'elles ont été justement considérées comme des affections à rapprocher des maladies vénériennes et appelées quelquefois pour ce fait *paravénériennes.*

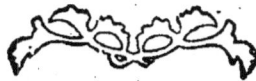

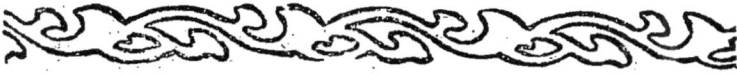

III. — BLENNORRAGIE

Évolution. La blennorragie est une affection de la muqueuse du canal de l'urètre. Elle se contracte par le simple contact d'une muqueuse saine avec une muqueuse malade contenant le gonocoque.

Entre le moment de l'infection et l'apparition des signes, deux à cinq jours se passent, puis le début de la maladie s'annonce par une sensation de chatouillement à l'intérieur du canal, d'où s'écoule bientôt un pus épais, et une sensation de brûlure accompagne le passage de l'urine.

Après quelques semaines l'écoulement devient très liquide, puis diminue progressivement et se tarit, à moins, cas fréquent, que la maladie passant à l'état chronique ne se transforme en *blennorrhée* ou *goutte militaire*, marquée par la persistance de quelques gouttes, souvent même d'une seule goutte, le matin. Sous cette forme l'affection peut s'éterniser des années.

Mode de propagation. C'est particulièrement par la blennorrhée que la maladie se propage, car la douleur oblige à la sagesse pendant la phase aiguë, tandis qu'on n'attache pas d'importance à un écoulement devenu assez insignifiant pour passer même inaperçu, mais qui n'en contient pas moins le gonocoque, élément de la contagion.

Chez la femme, la blennorrhée se produit fréquemment d'emblée et a d'autant plus de chance de ne pas être remarquée que déjà la femme avait des pertes blanches, si habituelles chez les anémiques, et que, l'affection étant localisée habituellement aux organes génitaux proprement dits, et non au canal de l'urètre, il n'y a pas de douleur en urinant.

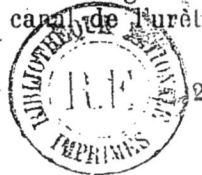

Le pus blennorragique ne produit pas seulement l'urétrite qui vient d'être décrite : porté sur les yeux par des
doigts ou des linges souillés, les go-
Complication oculaire. nocoques qu'il contient sont quelquefois la cause, chez le malade ou chez une autre personne, d'une *ophtalmie purulente*, extrêmement grave,
qui peut entraîner la perte totale de la vision, car la maladie se propage souvent d'un œil à l'autre. Il est donc
indispensable de se laver soigneusement les mains après
avoir touché à ce pus dont une infime parcelle suffit
pour amener la contagion.

D'autre part, chez la femme qui accouche alors qu'elle
est atteinte d'une blennorragie, le bébé peut être contaminé au passage, et la maladie constitue ainsi l'*ophtalmie
purulente des nouveau-nés;* c'est même une des origines les plus communes de la cécité de naissance (pl. I,
fig. 1).

Sur 38 000 aveugles qu'il y a en France, *13 000* au
moins, c'est-à-dire plus d'un tiers, doivent à cette cause
la perte de la vision. La maladie n'apparaît que du 3e au
5e jour après la naissance, par un gonflement des paupières qui restent fermées et, si on les écarte, laissent
échapper du pus. Celui-ci s'accroît très rapidement et
devient assez abondant pour être projeté sur le visage de
la personne qui cherche à séparer les paupières et qui, si
elle le reçoit dans ses yeux, est exposée à devenir une
nouvelle victime du mal. La cornée s'ulcère, l'iris s'altère,
fait saillie au dehors avec formation ultérieure de taies
plus ou moins étendues entraînant une cécité quelquefois
partielle, mais le plus ordinairement complète.

Comme traitement préservatif, il est utile de signaler
l'usage des grands lavages des organes maternels avant
les accouchements et la toilette oculaire de l'œil de l'enfant immédiatement après la naissance avec un tampon
d'ouate imbibé d'eau boriquée. Le Dr Valude, médecin des
Quinze-Vingts, a conseillé, chaque fois qu'on peut sus-
pecter l'existence de l'infection, de projeter dans l'œil
du nouveau-né une pincée d'iodoforme.

Pl. I. — LÉSIONS BLENNORRAGIQUES

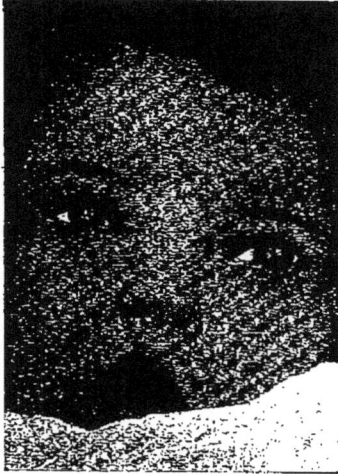

Fig. 1. — Ophtalmie purulente blennorragique d'un nouveau-né ayant produit la cécité par altération de la cornée (taies).

Atlas de MAITLAND RAMSAY. (Maloine, édit.)

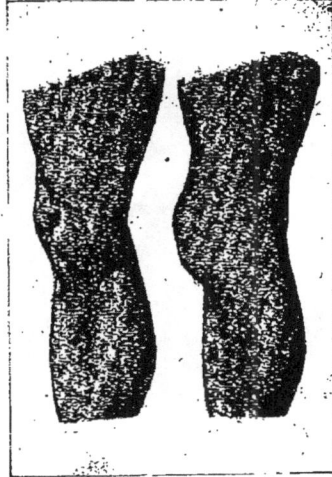

Fig. 2. — Arthrite blennorragique du genou gauche.

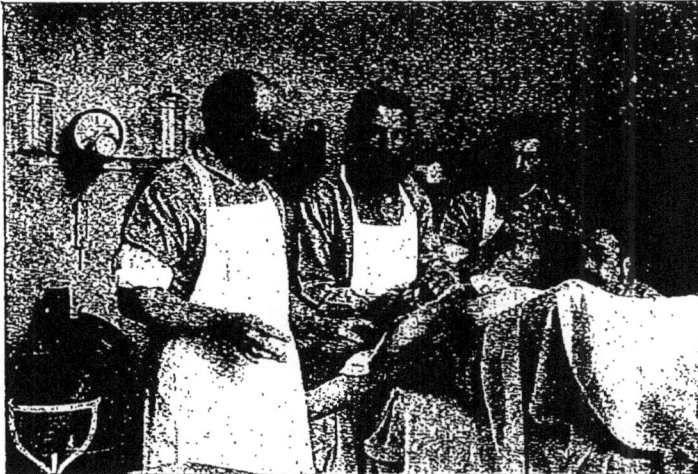

Fig. 3. — Opération de laparatomie pour une *salpingite*, maladie qui peut se produire chez la femme à la suite d'une blennorragie.

(Phot. du Dʳ Verchère.)

Chez l'homme comme chez la femme, il y a quelquefois extension de l'inflammation à la vessie, d'où création d'une *cystite* avec envies fréquentes et très pénibles d'uriner.

Autres complications communes aux deux sexes.

D'autre part, le gonocoque voyage dans le sang et il se multiplie en certains points du corps, loin des organes génitaux. Une jointure, quelquefois plusieurs, peuvent, soit simultanément, soit successivement, être atteintes d'un rhumatisme spécial, *arthrite blennorragique*, notamment chez les individus fatigués qui s'exposent au froid humide.

Le genou (pl. I, *fig.* 2), le coude, dans certains cas l'articulation de la mâchoire ou celle des doigts, deviennent rouges, gonflés, extrêmement douloureux. La fièvre est plus ou moins élevée. La maladie, après avoir duré plusieurs semaines, guérit, ou elle s'éternise et amène des raideurs, une ankylose qui immobilise le membre dans une position défectueuse avec déformation plus ou moins considérable et boiterie consécutive si c'est le genou qui a été lésé; un traitement très long est alors nécessaire. Lorsque ce sont les doigts qui sont malades, il s'ensuit une difficulté d'écrire ou de faire un travail manuel quelconque.

Dans certains cas il se produit une inflammation de la bourse séreuse placée sous le calcanéum (douleur du talon), ou dans les gaines tendineuses des muscles, également très douloureuses. Enfin, on a observé des maladies du cœur (endocardites) produites par les gonocoques et des affections de la moelle épinière, heureusement exceptionnelles, mais qui ont eu souvent une issue funeste.

L'inflammation chez l'homme peut s'étendre aux glandes mâles, les testicules, et provoquer une épididymite ou *orchite* qui a pour conséquence la stérilité si elle est double, avec les tristesses qu'elle entraîne, ou à un organe annexe, la *prostate*, dont les lésions sont pénibles et longues à guérir. D'autre part, les cicatrices qui sont

Complications spéciales à l'homme.

la suite de l'inflammation de l'urètre, surtout lorsque celle-ci s'est prolongée longtemps et s'est répétée à plusieurs reprises, amènent, en se rétractant, un *rétrécissement* du calibre du canal avec diminution, puis arrêt complet du jet de l'urine. Il devient alors nécessaire de rétablir le calibre primitif par le passage de bougies progressivement plus volumineuses, chose qui est d'autant plus difficile que le malade a plus tardé à se faire soigner. Les récidives ne sont pas rares et quelquefois se prolongent à une date avancée de la vie avec possibilité de complications graves du côté de la vessie et des reins.

Complications spéciales à la femme. Chez les femmes l'inflammation peut se propager à la matrice, aux trompes, à l'ovaire, et être l'origine de ces longues maladies — *métrites, salpingites* — qui obligent pendant des mois et des mois à garder la chaise longue ou le lit, avec de grandes souffrances et au grand détriment du bon ordre du ménage. Dans bien des cas les choses ne s'arrêtent pas là et il devient nécessaire de recourir à une grande opération, la laparotomie (pl: I, *fig.* 3), où l'on ouvre le ventre pour supprimer la cause du mal, et dont le résultat est d'enlever toute possibilité de maternité. Il convient de dire, pour ne pas noircir un tableau déjà assez sombre, que les métrites et les salpingites se produisent aussi sous l'action d'autres causes que la blennorrhagie.

Résumé. Ainsi, cette blennorragie que d'aucuns considèrent comme peu de chose, dont les imbéciles sont même fiers comme d'une preuve de virilité, fait vivement souffrir pendant des semaines, s'éternise en assombrissant l'existence et devient la cause d'un état nerveux chronique grave, la neurasthénie. Elle retarde pour tout honnête homme la possibilité du mariage, sous peine de provoquer une maladie très sérieuse chez la future compagne. Elle est susceptible de rendre aveugles soi et son enfant, de causer des infirmités définitives, de supprimer la paternité et la maternité. C'est donc là une affection dont les conséquences sociales sont importantes puisque deux innocents, la femme et l'enfant, peuvent être associés aux souffrances de celui qui s'est exposé à contracter la maladie.

Que penser, d'autre part, des individus qui, croyant faire les esprits forts, conseillent à leurs amis de « traiter par le mépris » une affection dont les conséquences sont si graves !

Il n'y a qu'un moyen de ne pas contracter de blennorragie, c'est de ne pas s'y exposer : chasteté avant le mariage, fidélité conjugale, tels sont les seuls procédés certains. Les autres n'offrent qu'une sécurité relative. On évitera les rapports dans les deux jours qui suivent les règles, on ne fera pas précéder le coït d'un souper fin avec libations excessives.

Prophylaxie individuelle et Prophylaxie sociale.

On utilisera pendant le coït un condom (capote anglaise) neuf; à son défaut, une onction copieuse à la vaseline sera utile, uriner de suite après le rapport; faire une injection avec le permanganate de potasse; 0 gr. 50 à 1 gr. par litre d'eau.

Il est de toute évidence qu'un homme, sans manquer à la plus élémentaire délicatesse, ne peut contracter mariage et s'exposer à infecter sa compagne et l'enfant à naître, tant qu'un médecin ne lui a pas affirmé qu'il a cessé d'être contagieux.

Traitement.

I. *De l'urétrite aiguë :* 1° *Chez l'homme. Régime :* Pas d'alcool, de bière, de liqueurs, de vin pur, de boissons gazeuses et chargées d'acide carbonique, notamment les siphons et l'eau de Seltz, pas de café pur. L'usage du thé est interdit le soir ; il en est de même des mets épicés (moutarde, poivre, concombres, raifort, pickles, céleri, oignons, ail, asperges). Boire du vin coupé d'eau de Vals ou d'eau de goudron. Éviter les exercices corporels violents et spécialement ceux qui exposent à des secousses (équitation, bicyclette, danse). Coucher sur un lit dur, ne pas dormir sur le dos pour éviter les érections, que l'on combattra par des applications d'eau très froide. Éviter la constipation ; bains tièdes tous les jours.

Dans les 48 heures qui suivent la contamination, il est parfois possible (50 p. 100 des cas) d'obtenir la guérison de la blennorragie en quelques jours (*traitement abortif*) injections urétrales de nitrate d'argent à 3 p. 100 de protargol, de permanganate de potasse ; lavages urétro-vésicaux au bock ou à la seringue, de permanganate.

Quand la blennorragie est confirmée, injections urétrales ou lavages urétro-vésicaux (sels d'argent, iode, permanganate, sublimé, copahu, térébenthine, cubèbe, santal).

Avoir soin de ne pas porter les mains tachées de pus aux yeux, de crainte d'ophtalmie purulente. Entourer les parties malades avec de l'ouate boriquée, qu'on jettera au feu après chaque pansement ; porter un suspensoir et éviter les fatigues qui pourraient provoquer des rechutes.

En cas d'ophtalmie purulente, instillation d'un collyre au nitrate d'argent, à 2 p. 100.

2° *Chez la femme.* Lavage avec des solutions de permanganate ou de sublimé.

II. *De l'urétrite chronique :* Injections comme précédemment, ou avec oxyanure de mercure, sulfate de cuivre, sulfate de zinc. Instillations de nitrate d'argent. Dilatation du canal pour exprimer les glandes et massage du canal sur Béniqué. Le traitement d'ailleurs varie suivant la quantité de l'écoulement, l'existence ou non d'un rétrécissement (V. URÈTRE), d'une prostatite.

III. *Sérothérapie et vaccinothérapie.* Dans ces dernières années, on a tenté d'immuniser les malades atteints de blennorragie, soit passivement (sérothérapie), soit activement (vaccinothérapie).

Les divers sérums employés (antistreptococcique, antiméningococcique, antigonococcique) n'ont donné aucun résultat dans l'urétrite aiguë : dans certaines complications, l'orchite, le rhumatisme, on a signalé des succès.

Les vaccins utilisés sont des cultures de gonocoques traitées soit par la chaleur, soit par le froid, soit par des stérilisants chimiques. Le type des vaccins chauffés est le vaccin de Wright, surtout employé en Allemagne (arthigon) ; on peut employer des auto-vaccins préparés avec les microbes du malade, ou des stock-vaccins, préparés avec des cultures de divers échantillons de gonocoques. On injecte 2 à 50 millions de microbes : chaque injection produit une réaction générale et locale plus ou moins vive.

Parmi les vaccins non chauffés, signalons le vaccin de Nicole et Blaizot (dmégon), émulsion d'un mélange de gonocoques et de synocoques (microbes qui existent toujours dans le pus urétral), tués par un séjour de 48 heures à la glacière ; le vaccin de Renaud, traité par les rayons ultra-violets, le vaccin de Lemoignic et Sézary (lipogon) en émulsion huileuse.

Tous ces vaccins n'ont donné que des échecs dans la blennorragie aiguë. Pour l'urétrite chronique, les succès sont très irréguliers : c'est surtout dans les complications (salpingite, cystite, prostatite, orchite, ophtalmie, rhumatisme) que les vaccins ont donné les meilleurs résultats. Les espérances fondées sur cette méthode ne se sont donc que partiellement réalisées.

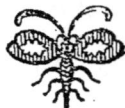

IV. — CHANCRE

I. — CHANCRE MOU

Le chancre mou (*chancrelle, chancre simple, chancroïde*) est une maladie vénérienne due à l'introduction dans l'économie par une érosion très minime d'une muqueuse ou de la peau, de bacilles en navette se colorant davantage à leurs extrémités, les streptobacilles de Ducrey (*fig.* 0), ainsi nommés parce qu'ils sont d'ordinaire groupés par file (*strepto*).

Mode de propagation.

Le chancre mou naît d'un autre chancre mou, le plus souvent par contact immédiat au cours des rapports sexuels, quelquefois par transfert du pus par les doigts, les objets de toilette ou de pansement, à l'occasion de grattage avec des ongles souillés de pus, notamment au cours de la gale. Le chancre mou se voit surtout dans les milieux ouvriers, où sa dissémination est favorisée par la malpropreté et la prostitution clandestine.

Sa fréquence, plus considérable dans les grandes agglomérations, subit des oscillations en rapport avec les mouvements de population (expositions universelles, guerres).

La chancre mou *n'a pas d'incubation* et s'accuse peu de temps après l'inoculation. Dès le 3ᵉ jour apparaît une rougeur inflammatoire, puis une vésicule purulente qui se rompt et laisse une ulcération caractéristique, à fond purulent et jaunâtre, à bord décollé, reposant sur une base molle, souple, bien différente de la base indurée du chancre syphilitique.

Signes.

Malheureusement, il arrive fréquemment que le malade indure artificiellement cette ulcération par l'application maladroite de nitrate d'argent, de chlorure de zinc, de

Pl. II. — LÉSIONS DU CHANCRE MOU

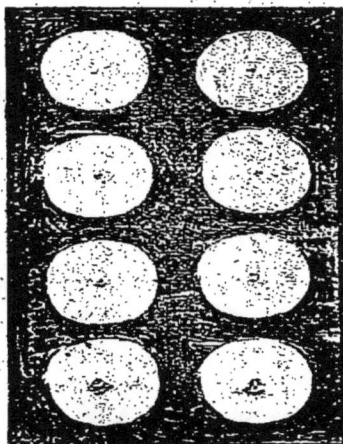

Fig. 1. — Évolution d'un chancre
de 24 heures en 24 heures depuis
l'inoculation.

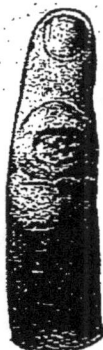

Fig. 2.
Chancre mou
du doigt.

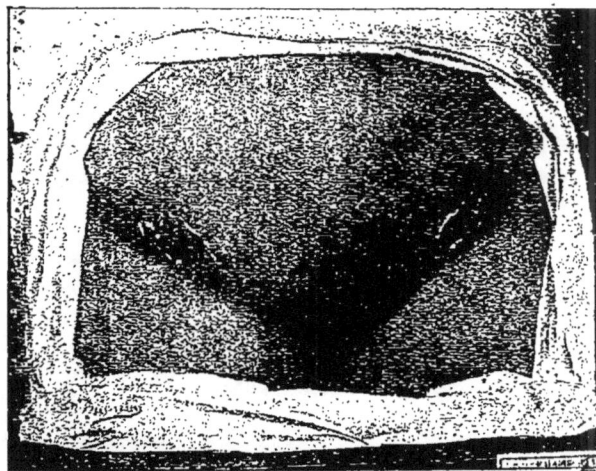

Fig. 3. — Bubons (adénites chancreuses) des deux aines
(Photographies de M. Massiot.)

calomel ou de teinture d'iode que lui ont conseillés un
camarade ou un pharmacien. Dans ces cas, il devient
très difficile pour le médecin de faire le diagnostic entre
un chancre mou et un chancre induré (V. TRAITEMENT).

Les chancres mous sont habituellement multiples et
successifs, par des auto-inoculations qui se font spon-
tanément autour de l'ulcération principale ; ils sont de
dimensions différentes suivant leur âge. Le chancre mou
vit en famille entouré de ses enfants et de ses petits-
enfants (Ricord).

Parfois l'ulcération est peu profonde (*chancre exul-
céreux*) ou, au contraire, se forme sur une élevure en
plateau (*chancre papuleux*) ; chez la femme, sur la face
interne des cuisses, il peut simuler la folliculite ou
l'acné (*C. folliculaire ou acnéiforme*). Dans certains cas
son fond se recouvre d'une couenne grisâtre (*C. diphté-
roïde*). Enfin il peut affecter la forme d'un *feuillet de
livre*, d'une *fissure*, à l'anus par exemple.

Le chancre mou, en général, guérit en 1 à 3 mois par
exhaussement progressif du fond, qui devient rouge et
forme une cicatrice indélébile déprimée, rougeâtre, puis
blanche.

Siège et expérimentation. Le chancre mou siège habituellement chez l'homme
aux organes génitaux (gland, sillon) ; au niveau du frein,
il peut le perforer en tunnel sans
le sectionner ; plus rarement
il siège dans l'urètre, s'accompagnant d'un écoulement
urétral simulant la blennorragie. Chez la femme, il siège
à la vulve, vers la fourchette, le clitoris, les petites lèvres,
rarement au vagin et au col utérin. On l'observe assez
fréquemment à l'anus et au canal anal (*anite chancrelleuse*). Quant au chancre mou extra-génital, il est très
rare ; on l'a observé aux doigts, à la face (lèvres, bouche,
paupières).

Le pus chancrelleux conserve assez longtemps sa
virulence, soit à l'abri, soit au contact de l'air ; il la
garde également dans l'urine et l'eau ; il la perd par la

dessiccation et par la chaleur qui tue le bacille de Ducrey à 45°.

Le pus chancrelleux est très facilement *inoculable* chez l'homme ; plus difficilement chez l'animal (singe, chien, chat).

L'auto-inoculation se pratique notamment dans un but diagnostique sur le porteur du chancre.

Dès le lendemain ou le surlendemain, une inflammation se produit au point piqué : la peau rougit, un liquide séro-purulent soulève l'épiderme, bref il se forme une vésicule bien visible à l'œil et surtout très distincte à la loupe. Le 3ᵉ jour, la sérosité purulente accumulée sous l'épiderme est devenue du pus mieux formé, la base de la vésicule s'est enflammée ; on a affaire à une véritable pustule. Le 4ᵉ et le 5ᵉ jour, la pustule prend un plus grand développement, et soit par l'extension de l'ampoule purulente, soit par l'inflammation et le gonflement de la partie adjacente de la peau, elle acquiert les proportions d'une grosse pustule qui, en se rompant le 5ᵉ ou 6ᵉ jour, *laisse un ulcère arrondi profond* à bord taillé à pic, en un mot le chancre (Rollet).

On arrête l'évolution de ce chancre provoqué par une pointe de thermo-cautère. Une première inoculation n'est nullement immunisante.

Complications. *Bubon.* L'inflammation des vaisseaux lymphatiques (*lymphangite*) est assez rare. Beaucoup plus fréquente est l'inflammation de l'aine (*adénite chancrelleuse* ou *bubon*) ; ce bubon qui s'observe surtout chez l'ouvrier, à la suite de fatigues, de marches, de travaux pénibles, aggrave le pronostic du chancre mou, en raison de sa longue durée et de sa suppuration. Il se développe ordinairement dans les premières semaines qui suivent l'apparition du chancre, mais il peut être précoce, survenant dès les premiers jours, ou tardif, n'apparaissant que lorsque le chancre est presque cicatrisé ou déjà cicatrisé depuis quelques jours.

Ce bubon est situé du côté du chancre si celui-ci siège

d'un seul côté, mais il peut se produire dans les deux aines (*fig.* 0), si les chancres sont multiples.

Le bubon inguinal forme une tuméfaction arrondie et saillante, douloureuse au contact et par les mouvements ; elle adhère rapidement aux tissus voisins et à la peau. Par le repos, l'inflammation peut se résoudre sans suppuration, mais ordinairement la tuméfaction augmente, devient pâteuse, plus fluctuante ; la peau rougit, s'amincit, s'ulcère et laisse écouler un pus épais, jaunâtre, sanguinolent ; cette suppuration peut se prolonger fort longtemps entretenant des fistules difficiles à guérir. Parfois la plaie s'étend et revêt tous les caractères du chancre mou ; c'est la *chancrellisation du bubon*. La suppuration du bubon est due, soit aux microbes pyogènes vulgaires, soit au bacille de Ducrey lui-même.

Phagédénisme. — Dans certains cas, le chancre dépasse les limites habituelles et continue à s'accroître en dépit de tout traitement : c'est le *phagédénisme ;* celui-ci peut s'étendre en surface, gagnant l'abdomen et la cuisse (*phagédénisme serpigineux*), ou bien creuser en profondeur *phagédénisme ténébrant*, pouvant détruire des segments importants des organes génitaux, ulcérer des artères et entraîner des *hémorragies* graves. Ce phagédénisme qui s'observe surtout chez les individus déprimés, cachectiques, alcooliques, peut durer des semaines et des mois ; il est causé par une virulence exaltée du bacille de Ducrey et des germes d'infection secondaire.

Gangrène. — Celle-ci s'observe quand des microbes anaérobies viennent s'associer au Ducrey ; elle peut se limiter au prépuce, qu'elle peut détruire complètement ; mais elle peut aussi mutiler le gland, la verge, s'étendre au scrotum, aux cuisses ; l'état général est grave, et la mort peut survenir dans certains cas.

Traitement.

I. *Du chancre.* — *Ce qu'il faut ne pas faire.* Ne pas cautériser au début avec des antiseptiques (calomel, nitrate d'argent), car ce traitement rend le diagnostic impossible.

Quand le diagnostic est posé, on peut alors appliquer sur le chancre, soit des poudres antiseptiques (iodoforme, aristol, salol, permanganate, novarséno-benzol), soit des caustiques (chlorure de zinc, iode, acide phénique). La chaleur a été également conseillée (bain local très chaud, air chaud, cautérisation au thermo-cautère).

II. *Du bubon.* Avant la suppuration, repos au lit et applications locales de compresses alcoolisées.

Après la suppuration, incision ou ponction de l'abcès. Actuellement on préfère la ponction au bistouri suivie d'une expression énergique et d'une injection de vaseline iodoformée au 1/10 ou d'huile xylolée-iodoformée (*méthode de Fontan*).

On a préconisé dans ces dernières années un *traitement général* du chancre mou par l'injection de matières protéiques (lait*, sérum de cheval) ou de *vaccins* (de Reeinstierna) et de *sérums* spécifiques (de Ducrey). Mais ces diverses méthodes ne sont pas encore au point.

II. — CHANCRE MIXTE

Le chancre mixte, plus fréquent actuellement que le chancre mou, résulte de l'inoculation simultanée ou successive en un même point des téguments des deux virus chancrelleux et syphilitique. Comme l'incubation de la syphilis est de 30 à 40 jours, le chancre évolue tout d'abord comme un chancre mou ordinaire, puis au bout d'un mois environ, ses caractères se modifient ; le fond reste sanieux, purulent, mais sa base s'indure, et l'ulcération prend de plus en plus les caractères du chancre syphilitique (V. SYPHILIS). Si l'on ne commence pas le traitement à ce moment, les accidents secondaires ne tardent pas à apparaître.

Mais certains chancres mixtes évoluent jusqu'à leur guérison comme des chancres mous, sans induration, et cependant ils peuvent être suivis dans les délais habituels de 5 à 10 semaines, de syphilides secondaires ;

dans ce cas le bacille de Ducrey a dominé l'agent de la syphilis jusqu'à la généralisation cutanéo-muqueuse du spirochète.

Ces faits sont très importants à connaître ; ils montrent que jamais un chancre mou typique et qui reste mou jusqu'à sa guérison, ne permet d'exclure la préoccupation d'une syphilis. Un malade porteur d'un chancre mou doit donc rester sous la surveillance de son médecin pendant plusieurs mois.

Le laboratoire devra être appelé dans ces cas difficiles au secours de la clinique ; la réaction de Wassermann devra être pratiquée, la recherche du bacille de Ducrey et du spirochète effectuée ; mais c'est souvent là une recherche délicate, et qui échoue fréquemment, surtout quand l'ulcération a déjà été traitée par des antiseptiques.

Aussi certains auteurs, pour éviter de voir éclore une généralisation syphilitique après un chancre mou, ont-ils conseillé d'instituer un traitement syphilitique préventif dans tous les cas de chancre mou ; cette conduite n'a pas été admise par tous les auteurs.

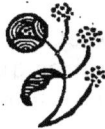

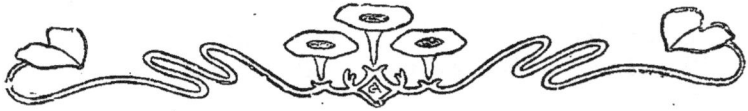

V. — ULCERE VÉNÉRIEN ADÉNOGÈNE

Une maladie vénérienne a été décrite en 1913 par Mio-
los de Fabre (de Lyon) sous le nom de lymphogranulomatose inguinale ou ulcère vénérien
adénogène.

Caractère général.

Elle est caractérisée par une inflammation de ganglions
inguinaux et iliaques, une adénite subaiguë avec péria-
dénite, qui ne subit jamais une fonte totale, mais qui
présente des ramollissements localisés, des suppurations
parcellaires, point de départ de fistules longtemps per-
sistantes (*fig.* 0).

Cette affection succède habituellement à une lésion
génitale, petite érosion minime, lenticulaire, herpéti-
forme, parfois papuleuse (chancre lymphogranuloma-
teux). Cette petite ulcération peut passer inaperçue, si
le malade vient consulter trop tardivement. Plus rarement, le malade présente une balanite ou une légère
urétrite à écoulement blanchâtre non gonococcique.

La lymphogranulomatose est une affection de l'homme
adulte ; elle est rare chez la femme, on ne la voit pas
chez l'enfant. Elle apparaît 10 à 25 jours après des rapports sexuels.

Les ganglions inguinaux et leur gangue subissent des
transformations inflammatoires qui les transforment par
places en un tissu conjonctif dont la structure rappelle
celle du bourgeon charnu (granulome). Puis la suppuration s'installe dans les ganglions inguinaux. Par contre, l'adénite iliaque interne, qui peut être très volumineux, ne suppure jamais. Le siège habituel de l'affection
est la région inguinale. Plus rarement on a pu l'observer
dans les ganglions de l'aisselle, du cou.

L'examen bactériologique direct du pus ganglionnaire est le plus souvent négatif. Le pus des fistules renferme des coccis et des bactéries gardant le cram, jamais le bacille du chancre mou n'y a été décelé, même après raclage des trajets fistuleux. Dans un cas, Ravaut a pu trouver des amibes. Les cultures ont permis d'isoler des microbes se rapprochant des actinomycètes. Les inoculations au cobaye, la recherche du bacille de Koch ont toujours donné des résultats négatifs.

Il s'agit donc d'une maladie autonome, spécifique, contagieuse, d'origine vénérienne, à germe encore inconnu, mais nettement distincte du chancre mou, de la syphilis, de la peste et de la tuberculose.

Traitement.

Il faut recourir à la radiothérapie avant la période de fistulation. En cas d'adénie fistulisée, l'ablation chirurgicale est la méthode qui assure le plus rapidement la guérison.

Les injections d'éménite, le traitement iodo-ioduré ou iodé ont aussi donné parfois de bons résultats.

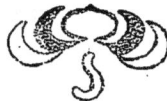

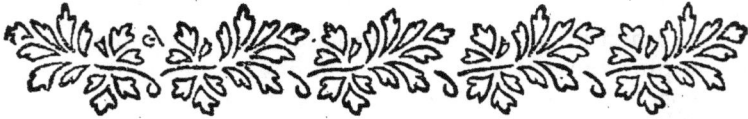

VI. — SYPHILIS

La syphilis (vulgairement *vérole* ou *grande vérole*) est de beaucoup la plus grave des affections vénériennes.

Caractère général de l'infection. Les deux autres sont des maladies *locales* et *transitoires*, tandis que celle-ci est une affection *générale* et *chronique* dont les manifestations peuvent se produire dans *tous les tissus* de l'organisme et durant *toute la vie*. La conséquence est que l'infection est *définitive;* aussi les récidives n'existent pas, la syphilis n'est pas réinoculable à l'individu qui en a été atteint. Ce fait s'explique lorsque l'on sait que le microbe spécifique de la maladie (voy. *fig.* 3 et 4, p. 14) n'existe pas seulement dans le pus comme les microbes du chancre mou, mais circule dans le sang et a été constaté dans des organes centraux, comme le poumon et le foie. Les parasites en question fourmillent dans certaines parties de la peau, où ils provoquent les éruptions caractéristiques, et dans les parois des artères, dont ils amènent l'inflammation (artérite). Ils existent aussi dans les organes des nouveau-nés.

En général la syphilis procède par *poussées* séparées à des intervalles de durée variable, des mois, de nombreuses années, d'où le classement en accidents *primitifs, secondaires, tertiaires;* cette marche de la maladie est celle de la syphilis *normale.* Dans certains cas, au contraire, les manifestations de la maladie se succèdent sans interruption; cette forme, où les accidents évoluent avec une rapidité extrême, est dite *syphilis maligne précoce;* elle est heureusement rare.

Évolution des accidents.

Pl. III. — LÉSIONS PRIMITIVES DE LA SYPHILIS

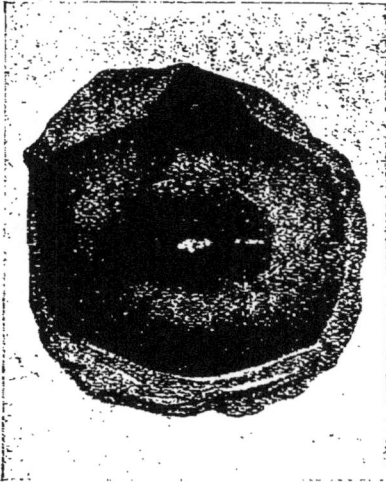

Fig. 1. — Chancre de la muqueuse
de la lèvre inférieure.

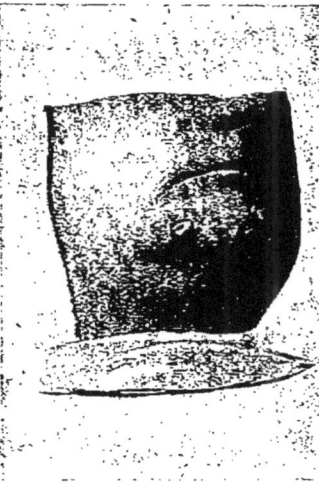

Fig. 2. — Chancre de la peau
du menton.

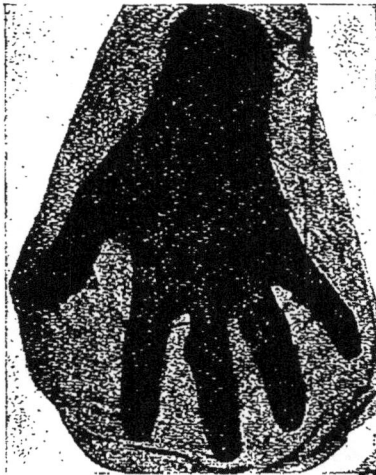

Fig. 3. — Chancre de la peau
des doigts.

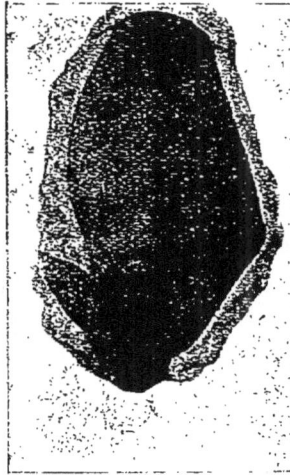

Fig. 4. — Chancre de la peau
du pouce.

(Photographies de M. Massiot.)

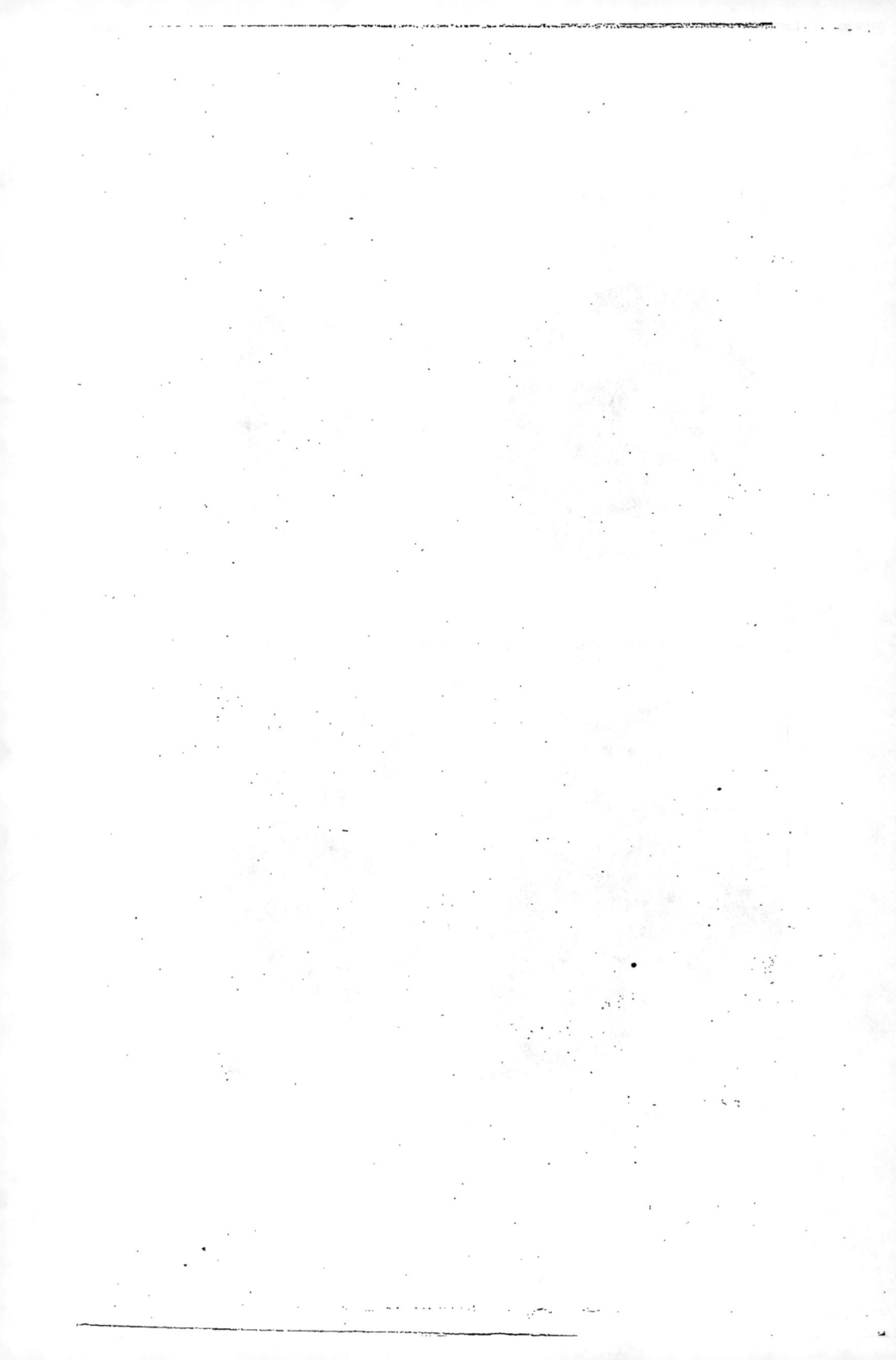

Le long espace de temps qui s'écoule d'ordinaire, dans la syphilis normale, entre les accidents secondaires et tertiaires fait souvent oublier l'existence de l'ancienne maladie, et c'est là un danger, car les lésions tertiaires présentent quelquefois des signes qui ne sont pas spéciaux à la syphilis, bien que provoqués par elle, et guérissables seulement par la médication qui lui est particulière. Le médecin non averti étant exposé à se tromper sur l'origine du mal. et ne pas faire le nécessaire, il convient d'avoir soin de toujours le renseigner à ce sujet.

La syphilis est transmissible : 1° par contagion directe, *syphilis acquise;* 2° par contagion indirecte, *syphilis conceptionnelle;* 3° par hérédité, *syphilis héréditaire.*

I. — SYPHILIS ACQUISE

Le germe contagieux, le *tréponème pâle,* existe dans les sécrétions des lésions primitives et secondaires et

Formes de transmission. dans le sang au moment où ces accidents sont constatables, ainsi que le prouvent des expériences et les cas d'inoculation de la syphilis par la vaccination de bras à bras. La transmission peut-elle s'opérer en dehors de la période des accidents et par les lésions dites *tertiaires?* La question n'est pas résolue; il y aurait contagion seulement lorsque les lésions tertiaires se produisent très hâtivement, comme dans les formes à marche très rapide de la *syphilis maligne précoce* (1).

Plus tard, il semble que le virus s'est atténué, que la toxine du microbe ne puisse plus transmettre que la forme héréditaire de la syphilis, mais non l'accident primitif. Puis cette possibilité de transmission disparaît, elle aussi.

La période secondaire est celle où les dangers de contagion sont au maximum; celle-ci se fait alors à la

---

(1) Extrait de l'ouvrage de l'auteur *Pour soigner les maladies vénériennes et urinaires.* (Schleicher, éditeur.).

fois par les organes génitaux et par la bouche (chancre, syphilides muqueuses). Elle est aussi celle où l'influence héréditaire atteint à la fois son maximum de fréquence et de perniciosité, étant particulièrement meurtrière à ce moment pour l'enfant. Que la lésion de l'individu contagionnant soit primitive ou secondaire, la manifestation qui apparaît chez le contagionné est toujours un accident primaire, un *chancre*. La transmission s'opère ordinairement par contact immédiat, et le plus souvent (90 p. 100) dans un rapport vénérien. Pour les dix autres cas le mode le plus fréquent est le baiser. La figure 1 de la pl. III, p. 31, montre deux chancres de la lèvre; la figure 1 de la pl. VI, p. 51, une syphilide muqueuse de la lèvre et de la langue; ce sont les deux lésions qui, en dehors des rapports vénériens, produisent dans la généralité des cas la transmission de la syphilis. Remarquons que pour permettre de les bien voir, on a choisi des exemples où la lésion est très nette; mais au début et à la fin de leur évolution ces lésions sont très minimes, ressemblent à de simples écorchures. Là justement est le danger, les personnes qui en sont atteintes pouvant quelquefois même ignorer qu'elles les portent, car elles sont peu ou pas douloureuses.

La contagion s'opère d'ordinaire par contact direct; en voici quelques exemples (1) :

Contagion par contact direct. Un grand dîner a eu lieu dans une maison. Il est 9 heures et les enfants ont grand'peine à ne pas s'endormir; sur un signe de leur mère ils se lèvent et font le tour de la table, embrassant chacun et embrassés par tous. Il y a là douze, seize personnes, dont beaucoup sont des inconnus, n'importe : ce petit devoir doit être rempli,

---

(1) Ces exemples sont empruntés à un livre que l'auteur publiait en 1886 et où il a été le précurseur de la campagne actuelle, *Des moyens de se préserver des maladies épidémiques, contagieuses et parasitaires.* (Doin, éditeur.)

et ils l'accomplissent en conscience. Qu'une des lèvres d'un des convives soit couverte de quelque plaque muqueuse imperceptible et la syphilis peut être contractée.

Un de nos clients, auquel nous avions interdit toute manifestation de ce genre, nous a raconté la persécution dont il était l'objet de la part d'une de ses sœurs, à cause de sa froideur apparente pour son enfant. — « Vous ne l'aimez donc pas, que vous ne voulez jamais l'embrasser? »

Avant la Révolution on se donnait l'accolade à tout propos et souvent sur les lèvres mêmes. Nous voyons, dans le *Misanthrope*, Philinte embrasser Oronte qu'il connaît à peine. C'était là, sans nul doute, une des causes de la multiplication de la maladie à cette époque. Dans certains pays, aux États-Unis notamment, cette malheureuse coutume est encore très en vigueur, et il nous est arrivé fréquemment de voir de jeunes misses embrasser sur les lèvres des parents éloignés. En Russie, le jour de Pâques, on s'embrasse ainsi même entre inconnus. Rien n'est plus ordinaire que d'entendre des mères engager leurs enfants à embrasser des petits camarades qu'ils ont rencontrés deux ou trois fois sur une plage ou à la promenade.

Nous invitons, au contraire, les parents à habituer leurs fils et leurs filles à garder la plus grande réserve à l'égard non seulement des étrangers, mais aussi des amis et même des membres de la famille. Le shake-hand anglais, la poignée de main, doit remplacer une pratique aussi dangereuse.

On évitera en outre d'appliquer les lèvres sur les boutons qui se produisent sur le visage ou les mains de l'enfant sous prétexte de « guérir le bobo ». Celui-ci, en effet, peut n'être autre qu'un chancre contracté comme nous venons de le voir ou dans une des circonstances qui vont être indiquées.

Pour la même raison on empêchera le petit être de confier une blessure de ses doigts aux lèvres d'une personne qui voudrait ainsi arrêter l'hémorragie (*fig.* 3 et 4 de la pl. III, p. 34).

Chez les israélites, la succion qui suit l'opération de la circoncision a, dans quelques cas, transmis la maladie à l'enfant par les lèvres de l'opérateur ou au contraire à celui-ci par la blessure de l'enfant.

Voici un exemple où la contagion s'est faite par la salive. Un jeune enfant a une tache quelconque sur un point de son visage : une dame obligeante prend aussitôt un peu de sa propre salive sur un coin de mouchoir et en frotte consciencieusement l'endroit sali. Quelques semaines après, un chancre apparaît; cette amabilité a coûté cher...

Si une personne, en examinant la gorge d'un syphilitique, a reçu de la salive sur la figure ou dans les yeux, elle devra s'empresser de les laver à grande eau.

Les morsures peuvent être également dangereuses, et il est nécessaire de nettoyer aussitôt la partie lésée.

Les cas de transmission suivants sont plus rares, mais doivent cependant être notés. Un ami est resté trop tard pour prendre le train, on lui offre de partager le lit d'une des personnes de la maison. Il accepte : un contact fortuit d'une partie excoriée d'une jambe ou d'une partie quelconque du corps avec le pus du chancre ou des plaques muqueuses de son compagnon a suffi : la transmission est faite.

Quelquefois c'est un enfant qui accourt tout joyeux pour réveiller un parent et que celui-ci garde un moment dans son lit, ou bien une petite fille à laquelle on permet de passer quelques moments dans la couche de la bonne, fort éloignée elle-même de croire un malheur possible.

Les figures 3 et 4 de la pl. III, p. 34, montrent des chancres des doigts et du pouce : ce sont là des lésions qui atteignent les personnes (médecins, sages-femmes) qui, ayant à ce moment une écorchure aux doigts, pansent des malades syphilitiques sans prendre les précautions nécessaires.

La contagion peut se faire longtemps après la souil-
lure de l'objet qui sert d'intermédiaire, le virus étant
doué d'une grande vitalité.

Contagion par contact indirect. *Objets de table.* — Les verres sont le
véhicule le plus habituel de l'infection, et
des fiancés ont certainement acquis une syphilis avant le
mariage en cherchant à connaître la pensée l'un de l'autre.

Inutile d'insister sur les dangers que présentent les go-
belets de fontaine Wallace, les verres de restaurants, de
soirées et surtout des bals officiels. Il nous est arrivé de
voir ainsi une coupe à champagne passer, sans avoir été
rincée, sur les lèvres de cinq individus différents dont un
au moins nous était connu comme possesseur de plaques
muqueuses de la bouche. Nous profitons de cette occasion
pour appeler l'attention des pasteurs de l'Église réfor-
mée sur les inconvénients de la communion sous les deux
espèces telle qu'elle est pratiquée actuellement. Dans la
cérémonie de Pâques, deux à trois cents personnes tou-
chent de leurs lèvres le vase rempli de vin; qu'une seule
ait des ulcérations contagieuses, et un immense désastre
peut se produire. Le fait est d'autant moins improbable
qu'il existe dans la science des exemples de transmission
par le saint ciboire qui sert tous les jours pendant la
messe, mais dont l'usage est réservé exclusivement aux
ecclésiastiques. Le baiser sur la patène ou sur le crucifix
le jour du vendredi saint offre les mêmes dangers.

Les cuillères et les fourchettes peuvent également être
infectées. Si une cuisinière, avant de servir, goûte son
potage avec un des couverts placés sur la table, le plus
souvent elle se contentera de le remettre où elle l'a pris,
sans se croire forcée de le laver. Il faut donc prendre
l'habitude d'essuyer soi-même ses ustensiles de table
avant de les employer, surtout dans les restaurants. On
s'apercevra, du reste, bientôt qu'au seul point de vue de
la propreté cette petite pratique était loin d'être inutile.

Dans les bals on s'efforcera de conserver dans un
coin quelconque le verre dont on se sera emparé au
début.

Objets de toilette. — Les éponges, les brosses à dents, les canules des irrigateurs, conservent le virus : ils devront donc être rigoureusement personnels.

Objets de bureau (coupe-papier, porte-plume, crayon). — On sait combien il est fréquent de voir des personnes sucer, mordiller, mâchonner inconsciemment toutes ces choses en travaillant.

Le professeur Leloir (de Lille) cite le cas d'un de ses malades qui s'était contaminé avec une colle à bouche dont un commis atteint de syphilides buccales s'était servi à son insu.

D'autre part, une de nos clientes nous a raconté le fait fort instructif qu'on va lire : Une jeune fille, voulant prendre une note dans un des grands magasins de nouveautés de Paris, demande à un employé de lui prêter un crayon qu'il portait fréquemment à sa bouche pour qu'il marquât davantage et, machinalement, elle fait comme lui. Six semaines après, le médecin appelé pour traiter « le bouton » qui venait de lui naître à la lèvre reconnaît un chancre. Le père est d'abord soupçonné et soigneusement examiné; naturellement il n'avait rien. Enfin on se souvient de l'incident, et le jeune homme retrouvé et interrogé avoue qu'il avait à cette époque des plaques muqueuses à la langue.

Moralité : Ne jamais approcher des lèvres les objets appartenant à d'autres.

Friandises. — Le Dr Hardy, l'éminent professeur de clinique de Paris, a cité le fait d'une contamination par une dragée qui avait passé de bouche en bouche.

Pipe, porte-cigarettes. — Un ami qui cache soigneusement sa maladie, ou qui ignore avoir en ce moment des plaques muqueuses, prête un de ces ustensiles de fumeur. On l'accepte et on s'en sert sans défiance : la syphilis est transmise.

Le siège des cabinets d'aisance souillé involontairement est quelquefois la cause d'une contagion. Nous ne saurions donc trop engager ceux qui nous lisent à ne jamais s'asseoir dans les cabinets sans prendre certaines

Pl. IV. — LÉSIONS PRIMITIVES DE LA SYPHILIS

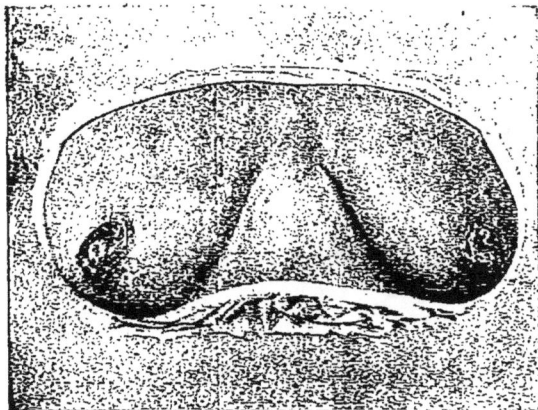

Fig. 1. — Chancres phagédéniques de la muqueuse
et de la peau des seins d'une nourrice.

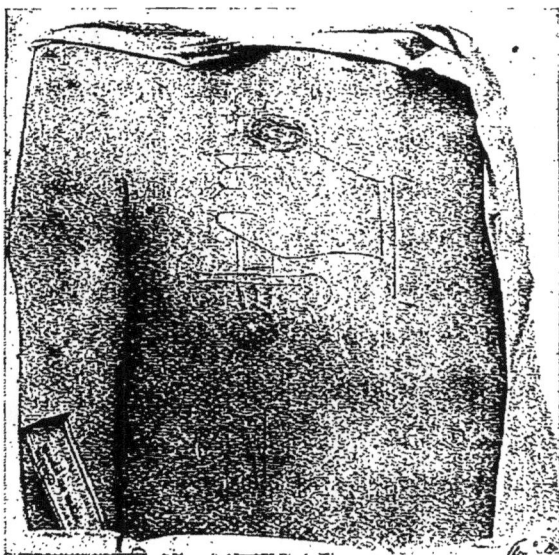

Fig. 2. — Chancre par tatouage de la peau
(partie supérieure de la poitrine).
(Photographies de M. Masslot.)

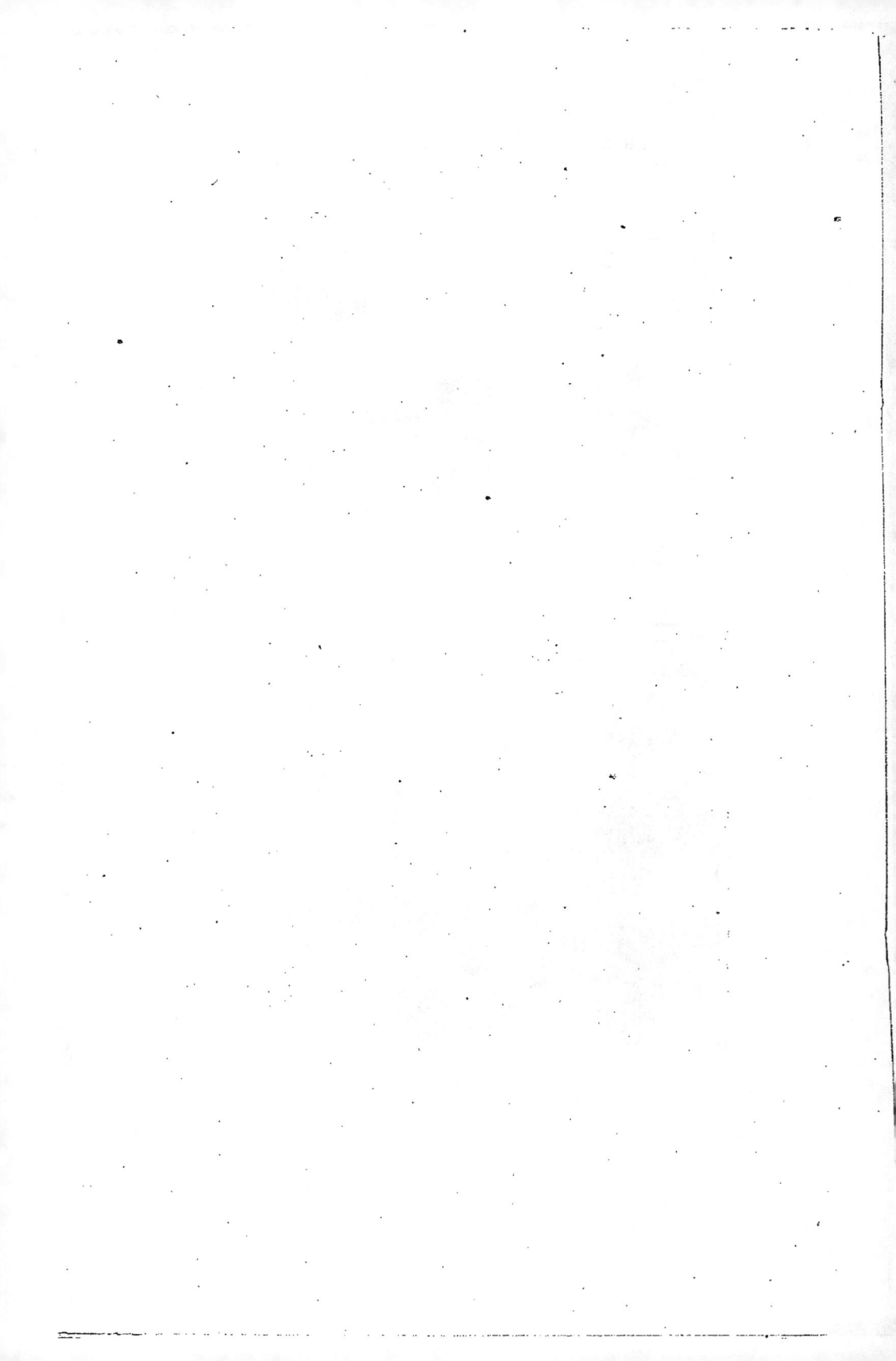

précautions ; le mieux, du reste, serait de ne s'y asseoir jamais et de s'accroupir simplement, comme le font beaucoup d'hommes. Que le luxe du local ne les illusionne pas, et qu'ils se gardent d'oublier combien les domestiques sont souvent sujets à caution! On peut, du reste, y recueillir des poux de corps et plus spécialement des poux du pubis, qui, nous l'avons dit, page 16, sont une maladie *paravénérienne*.

Coiffeurs et barbiers. — La figure 2 de la pl. III, p. 31, montre un chancre de la joue contracté à la suite de l'infection par un rasoir. Le barbier n'a pas nettoyé son instrument souillé par une lésion humide syphilitique du client précédent et il a transmis la maladie. Ce n'est pas, du reste, la seule affection qu'on peut contracter dans les salons des coiffeurs ; la transmission des *teignes* n'a généralement pas d'autre origine. On comprend, d'après cela, le danger du *rasoir*, des ciseaux communs à tous. Il importe donc de ne se servir que d'instruments absolument personnels.

Linges. — Les draps dans lesquels a couché un syphilitique, les toiles avec lesquelles il s'est pansé et qui ont été souillées sont très dangereux. Le syphilitique doit envelopper toute partie suintante avec un linge qu'il brûlera ensuite.

Tatouage. — La figure 2 de la pl. IV, p. 37, montre au niveau de la partie supérieure de la poignée de l'arme tracée sur la poitrine un chancre contracté dans l'exécution d'un tatouage. L'opérateur, qui avait des lésions syphilitiques de la bouche, se servait de sa salive pour délayer l'encre de Chine qu'il employait, et gardait entre ses dents l'aiguille qui lui servait à tracer son dessin ; de plus, il crachait à plusieurs reprises sur le tracé, afin de mieux distinguer les points à piquer. Il a inoculé ainsi sa maladie à son client.

Instruments de travail et de musique. — Pendant très longtemps la syphilis se répandait parmi les ouvriers verriers forcés d'appliquer successivement leurs lèvres aux mêmes tubes de soufflage. Aujourd'hui une surveillance mutuelle a mis fin à ce mode de transmission. Des joueurs de flûte se sont trouvés dans le même cas.

La contagion par les nourrices n'est pas rare, soit que la nourrice ait été infectée par son mari et présente un chancre ou des syphilides muqueuses, soit qu'elle ait été infectée par un nourrisson antérieur qui a produit un chancre du sein. Les chancres que l'on voit sur la figure 1 de la pl. IV, p. 37, sont beaucoup plus volumineux que les chancres habituels du sein. Ce sont des chancres *phagédéniques*, c'est-à-dire très étendus en largeur et en profondeur.

Contagion par les nourrices et les nourrissons.

Le mot « phagédénique » vient, en effet, de deux mots grecs : *phagein*, manger, et *adên*, à satiété, et il exprime le caractère spécial de plaies à tendance indéfiniment extensive et destructive qui sont en outre très rebelles au traitement. L'alcoolisme, le surmenage et la débauche ont une grande influence sur la genèse de cette terrible complication.

La contamination par les nourrissons a amené de véritables épidémies dans certaines localités. C'est ainsi qu'à Capistrello (Italie), ville de 3 000 habitants, 300 personnes furent contaminées. On comprend, du reste, facilement que les enfants à la mamelle soient les derniers à être suspectés.

Contagion par contact direct. — Deux nourrices ont l'habitude de se retrouver sur le banc d'un jardin public : un jour l'une, par complaisance, donne le sein à l'enfant de sa voisine; elle a bien une petite ulcération au sein, mais quoi! c'est une « crevasse »; ni elle ni son amie ne s'en préoccupent. Un mois après, l'enfant a un chancre à la lèvre. Qui se souvient de l'incident? Le médecin lui-même, certain de la bonne santé des parents et de la nourrice, hésite avant de conclure, et n'interrompt pas l'allaitement. Quelques jours après, la nourrice est à son tour contagionnée. Parfois la contagion se propage, la maladie est transmise aux parents et aux amis. Ne voyons-nous pas souvent, ainsi que nous l'avons dit plus haut, des mères embrasser le bouton de leurs enfants pour les en guérir ?

Dans le peuple la chose se passe encore plus simplement. Les femmes, obligées de quitter leur nourrisson pour se rendre au travail, le confient à une amie (qu'elles connaissent quelquefois depuis deux jours), qui se charge de lui faire prendre patience en lui donnant son propre sein, le tout à charge de revanche. C'est ce que notre maître le professeur Fournier appelle « le sein banal ».

Dans d'autres cas, ce sont deux petits enfants à la mamelle qu'on a fait gentiment s'embrasser. Le petit ami avait bien quelque chose à la lèvre, mais la malheureuse mère a vu le sein de la nourrice qui est intact. Que dis-je ? cette personne est une de ses connaissances dont elle est parfaitement sûre et qui ignore elle-même que son enfant a la syphilis. Comment le saurait-elle ? Jamais elle n'a eu elle-même le plus petit bouton. C'est ici le lieu de faire connaître une loi qui éclaire ce point d'une façon complète :

1° *Une femme mariée à un homme atteint de syphilis peut avoir un enfant affecté de cette maladie sans en offrir elle-même aucun signe ;*

2° *Cette femme est à l'abri de toute contagion de la part de son enfant si elle l'allaite, bien que celui-ci, par les plaques muqueuses de ses lèvres, puisse syphiliser toute autre personne.*

Le mari n'a pu donner sa maladie à sa femme parce qu'il n'avait plus ni chancre ni plaques muqueuses; mais, comme il était encore en puissance de syphilis, son enfant est né syphilitique et la mère a été en quelque sorte vaccinée par la présence de cet être dans sa matrice. Un nourrisson sain, passant en peu de temps de la mamelle d'une nourrice atteinte de syphilides du mamelon à la mamelle d'une nourrice saine, peut transporter le virus recueilli sur la première nourrice sur le mamelon de la deuxième, et lui donner la syphilis sans être infecté lui-même, si son épiderme est intact. (Leloir.)

4

La syphilis peut encore se propager par une nourrice chez laquelle le chancre n'apparaît que plusieurs jours après le commencement de l'allaitement. En effet, la période qui sépare le jour de l'inoculation de l'apparition des premiers accidents est au minimum de quatre semaines. Or plusieurs circonstances ont pu se produire : 1° elle a été la nourrice d'un enfant syphilitique mort au bout de quelques jours et dont elle ignorait ou non la maladie ; 2° elle a eu connaissance de l'affection, mais, s'étant empressée d'abandonner le petit bébé syphilitique, elle ne se croit pas atteinte, et n'en avait, en effet, jusqu'ici aucun signe ; 3° son premier nourrisson était sain, mais avant d'entrer en place, pour entretenir son lait elle s'est fait téter par un nourrisson syphilitique ; 4° son mari l'a infectée depuis lors.

Dans certaines régions, notamment dans le Nord, il existe des femmes qui se chargent spécialement de faire les bouts de sein aux mères dont le mamelon n'est pas assez développé. Des infections ont pu ainsi se produire par suite de la maladie de l'opératrice.

Contagion par contact indirect. — Des enfants ont contracté un chancre en se servant du hochet (pièce en os ou en ivoire qu'ils s'amusent à sucer) appartenant à un petit syphilitique. Il peut en être de même de jouets quelconques qu'ils portent à leurs lèvres. Mais les cas les plus fréquents de transmission indirecte doivent être rapportés à l'usage d'un biberon qu'un syphilitique avait amorcé. Inversement, des enfants ont pu infecter par ce moyen des parents ou des amis qui avaient voulu leur rendre ce petit service.

Enfin, on peut incriminer l'écoulement provenant d'un rhume de cerveau chez un enfant syphilitique à la mamelle, d'où l'indication de ne pas se servir pour d'autres des linges ou mouchoirs employés pour un nourrisson.

Tout ce qui appartient à l'enfant doit lui être personnel et ne jamais être prêté à d'autres. L'égoïsme individuel peut seul ici assurer le salut.

Quelles sont les mesures à prendre contre de tels dangers?

1º Ne se fier à aucun certificat, même venant des meilleurs amis, et ne jamais accepter une nourrice avant qu'elle ait été examinée par le mé-

Précautions à prendre. decin de la famille. La sage-femme est tout à fait incompétente;

2º Ne pas accepter toute femme qui se refusera à un examen absolument complet. (Que de nourrices entrent dans les familles à la faveur de leur teint rose et de leurs dents superbes !);

3º Surveiller et faire surveiller par le médecin toutes les ulcérations du sein. Le lait d'une femme syphilitique ne donne pas la syphilis, mais la moindre écorchure peut la donner;

4º Se garder de donner le sein à un enfant étranger et défendre rigoureusement aux nourrices d'allaiter d'autres enfants ou de prêter le leur à leurs amies, en les avertissant du péril pour le nourrisson et pour elles-mêmes;

5º Empêcher les nourrices de voir leurs maris, non pas seulement de peur que « le lait ne passe », mais aussi par crainte d'une contagion possible;

6º Si la nourrice a interrompu par suite de mort ou d'une cause quelconque l'allaitement d'un autre enfant, s'instruire de la maladie à laquelle celui-ci a succombé et aller se renseigner auprès de la mère. En cas de doute, refuser la nourrice sans hésitation, eût-elle de bons certificats pour des places antérieures.

1. — ACCIDENT PRIMITIF

L'*accident primitif*, le *chancre syphilitique*, a son siège le plus habituel sur les parties génitales, mais il appa-

Description. raît, nous l'avons vu dans les figures des pl. III, p. 34, et IV, p. 37, sur un point quelconque du corps, à condition qu'une excoriation de l'épiderme permette l'infection. Il n'apparaît pas immédiatement après celle-ci, mais seulement après 18 à 25 jours en moyenne, quelquefois même 6 semaines et 2 mois. Il est en général *unique*, n'étant pas réinoculable comme le chancre mou, mais peut aussi être double et même, exceptionnellement, multiple (*fig.* 3 de la pl. III, p. 31, et *fig.* 1 de la pl. IV, p. 37); autrefois on faisait de l'unicité un des caractères de la syphilis, mais c'était une erreur : lorsque les tréponèmes pâles pénètrent *au même* moment par deux excoriations, il se produit un chancre sur chacune d'elles. D'abord il a l'apparence d'un bouton rouge qui s'ulcère ou plutôt s'érode légèrement en formant une cupule peu déprimée, arrondie, à bords non décollés, à coloration rouge foncé, peu douloureuse et dont la sécrétion est peu abondante. Sa grandeur ne dépasse guère celle d'une pièce de 50 centimes, souvent même de 20 centimes. Sa base, si on la prend entre deux doigts, est très dure; d'où son nom de chancre *induré*, qui le distingue du chancre mou. La cicatrisation se produit assez rapidement et la durée normale ne dépasse pas d'ordinaire 6 semaines.

Dès l'apparition du chancre on constate qu'il existe dans l'aine, des deux côtés, de petites boules dures; ce sont les *ganglions lymphatiques* qui sont gonflés, indurés, mais non douloureux et ne suppurent pas. Cet état persiste 3 ou 4 mois. Si le chancre siège en un autre point du corps, l'induration frappe les ganglions correspondant à la lésion : au cou si le chancre est à la bouche (lèvres, langue), à l'aisselle s'il siège au sein.

2. — ACCIDENTS SECONDAIRES

Les accidents secondaires ne se produisent, en général, que 6 ou 7 semaines après la venue du chancre. Pendant

Époque d'apparition. cet intervalle l'individu est souvent indemne de troubles quelconques; tantôt, au contraire, il est fatigué, sans goût au travail, un peu fiévreux, sujet à l'insomnie, à des névralgies. Puis apparaissent des éruptions sur la *peau* et les *muqueuses*.

Les manifestations secondaires sur la peau ont pour caractères communs d'évoluer lentement, pendant des mois. Les lésions éruptives sont rouge foncé, superficielles, multiples, disposées en cercle ou demi-cercle, dispersées un peu partout sur le corps avec prédilection cependant pour les points où la peau est adossée à elle-même. Elles ne sont pas douloureuses et entraînent même peu de démangeaison.

Caractères communs.

L'éruption la plus commune est la *roséole*. Elle apparaît vers le 45e jour et se présente sous forme de taches sans saillie, de la grandeur d'une lentille à celle d'une pièce de 20 centimes, rougeâtres, semées au hasard sur la poitrine, le ventre, le dos, et y persistant un ou deux mois. Cette éruption est en général trop pâle pour venir en photographie; mais il n'en est pas de même des syphilides *papulo-squameuses* (*fig.* 1, pl. V), qui sont également très fréquentes et se prolongent souvent pendant un ou deux ans, disparaissant pour reparaître ensuite après des intervalles de durée variables. Ce sont des élevures solides, résistantes, régulièrement arrondies, de la largeur d'une grosse lentille, rouge foncé, lisses. Elles siègent de préférence sur le tronc, le front (couronne de Vénus), la nuque, les épaules, les plis de flexion, mais peuvent se rencontrer partout. Elles apparaissent, vers le début de la période secondaire, en poussées successives pendant quinze jours, et leur évolution dure deux mois. Après un certain temps l'épiderme se fendille sur toute la surface de la papule ou en forme de collerette à la circonférence. Puis celle-ci est remplacée par une tache brunâtre, qui disparaît à son tour sans laisser de traces. Les récidives sont fréquentes.

Roséole et papules.

Quelquefois il s'y ajoute des pustules et des croûtes.

Dans certains cas les papules sont très volumineuses; elles prennent alors le nom de *papules hypertrophiques* (*fig.* 2, pl. V) et sont particulièrement ennuyeuses lorsqu'elles siègent à la face.

A la main et au pied, les papules, abritées sous un épiderme épais, n'apparaissent souvent que 4 à 5 mois

Syphilides psoriasiformes. après le chancre, quelquefois même beaucoup plus tard. Elles sont pâles et ont des dimensions très variables (tête d'épingle à petit pois). Elles sont gênantes, sinon douloureuses, lorsqu'elles siègent au niveau des articulations. Les lésions sont ordinairement symétriques aux mains et aux pieds. L'épiderme (*fig.* 3, pl. V) se desquame par lambeaux, d'où le nom de *papules psoriasiformes*, surtout épais à la plante du pied. Il arrive que des crevasses se produisent; elles s'éternisent et deviennent ainsi très pénibles pour les travailleurs. Il est beaucoup plus rare d'observer des éruptions psoriasiformes sur d'autres points du corps. La figure 4, pl. V, en montre sur le bassin et la cuisse.

Les *syphilides pigmentaires* (*fig.* 2, pl. VI, p. 51) sont caractérisées par de simples taches grisâtres (ton de

Syphilides pigmentaires du cou. crasse) formant des îlots plus ou moins arrondis ou ovalaires qui, réunis aux autres, constituent une sorte de résille à larges mailles entourant des parties de peau indemnes. Elles apparaissent vers le 6° mois, siègent au cou (collier de Vénus), particulièrement chez les jeunes femmes et les hommes blonds et, du reste, ne sont pas absolument caractéristiques de la syphilis et résistent à son traitement.

Les *syphilides ulcéreuses* des muqueuses (*plaques muqueuses*) se présentent sous deux formes : tantôt elles

Plaques muqueuses. sont constituées par de simples érosions superficielles, tantôt exhaussées en pastilles. Elles sont en général très petites, ne dépassent pas le diamètre d'une pièce de 50 centimes et sécrètent un liquide jaune rosé. D'abord couvertes d'une couche blanchâtre, elles forment ensuite des plaques brillantes couleur chair.

Pl. V. — LÉSIONS SECONDAIRES DE LA SYPHILIS

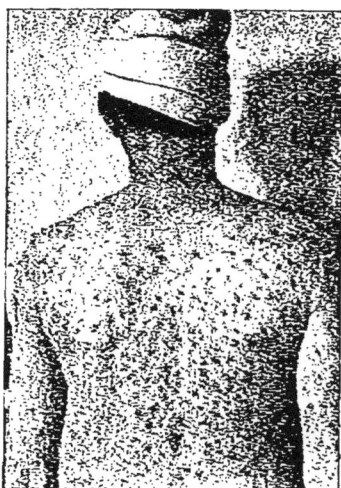

Fig. 1. — Syphilides papulo-
squameuses du dos.

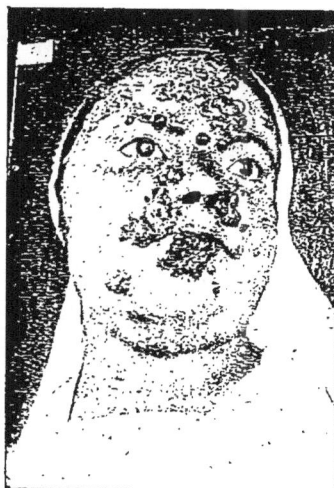

Fig. 2. — Syphilides papulo-hyper-
trophiques de la face.

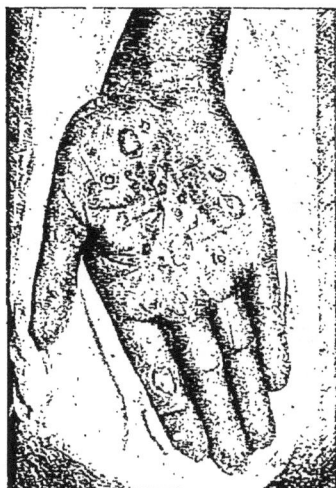

Fig. 3. — Syphilides
psoriasiformes de la main.

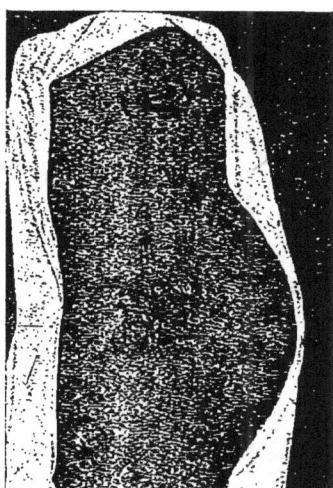

Fig. 4. — Syphilides psoriasiformes
du tronc et de la hanche.

(Photographies de M. Massiot.)

Leur nombre est variable, 6 à 30; elles se réunissent quelquefois les unes aux autres et forment alors une nappe continue.

Elles peuvent siéger sur toutes les muqueuses et sont, plus fréquemment même que le chancre, l'origine de la contagion.

La figure 1, pl. VI, p. 51, présente des syphilides muqueuses de la langue et des lèvres. C'est là une localisation commune, ainsi que sur les joues, les piliers du gosier, le palais et les amygdales. A peu près indolentes lorsqu'elles sont isolées, en sorte que les malades peuvent les ignorer, elles deviennent douloureuses lorsqu'elles siègent sur des points exposés à des tiraillements (lèvres, base de la langue) et qu'elles sont irritées par des chicots dentaires, les boissons alcooliques, la fumée de tabac. Dans certains cas elles gênent la mastication; lorsqu'elles sont très nombreuses à l'isthme du gosier, elles provoquent un gonflement des amygdales qui donne à la voix un timbre nasillard. Elles doivent être soignées très attentivement par le malade, qui devra tout d'abord cesser de fumer.

Autres accidents secondaires. La phase secondaire peut être marquée par des altérations des ongles (onyxis), par des douleurs osseuses, spécialement à la tête, par des douleurs articulaires ou musculaires avec amaigrissement, par des maladies du testicule (orchite) ou des oreilles, avec surdité temporaire ou définitive.

La chute des cheveux est assez fréquente, mais elle se produit sous forme de petits îlots vides, de *clairières;* elle ne frappe pas de larges surfaces comme les teignes. Contrairement à un préjugé populaire, elle est indépendante du traitement mercuriel et on l'observe très souvent chez des individus qui n'ont jamais fait usage de mercure. Du reste, les cheveux reparaissent après un temps relativement court.

D'une façon générale, il convient de savoir que les

accidents secondaires, comme du reste les accidents tertiaires, ne surviennent pas tous chez le même individu ; quelques-unes seulement de ces manifestations l'atteignent, et leur durée, leur intensité, les récidives sont très variables.

3. — ACCIDENTS SECONDO-TERTIAIRES

Iritis syphilitique. Les lésions syphilitiques de l'iris de l'œil se présentent habituellement sous la forme subaiguë ou chronique. On les observe : 1° à la période secondaire ; 2° à la période tertiaire sous la forme de production gommeuse ; 3° à la période intermédiaire entre ces deux phases.

Ces lésions surviennent habituellement des deux côtés, simultanément ou à peu d'intervalle, et peuvent apparaître dès le 6ᵉ mois de l'infection. Le début est souvent peu bruyant, sans réaction sensible. Il se produit une rougeur plus ou moins intense autour de la cornée, une sensation de pesanteur autour de l'orbite et un trouble assez considérable de la vision. L'iris devient terne, boursouflé, présente des excroissances cuivrées, analogues aux papules de la peau ; la pupille peu à peu adhère à la cornée et détermine un rétrécissement permanent.

Une petite excroissance vasculaire grisâtre occupe, comme dans la figure 3, planche VI, la partie inférieure de l'iris, et les gommes se montrent sous forme d'un groupe de nodules rouge orangé s'étendant depuis le bord de la pupille jusque dans le corps de l'iris (1).

Il est utile de noter que les travaux à la lumière artificielle, les veilles prolongées, le séjour au milieu de poussières constantes y prédisposent.

---

(1) Cet article a été écrit d'après les *Nouveaux éléments d'ophtalmologie* de Truc et Valude, et l'*Atlas des maladies externes de l'œil* de Maitland Ramsay, traduit par le Dʳ Leprince (Maloine, éditeur), auquel la figure est empruntée.

Pl. VI. — LÉSIONS SECONDAIRES DE LA SYPHILIS

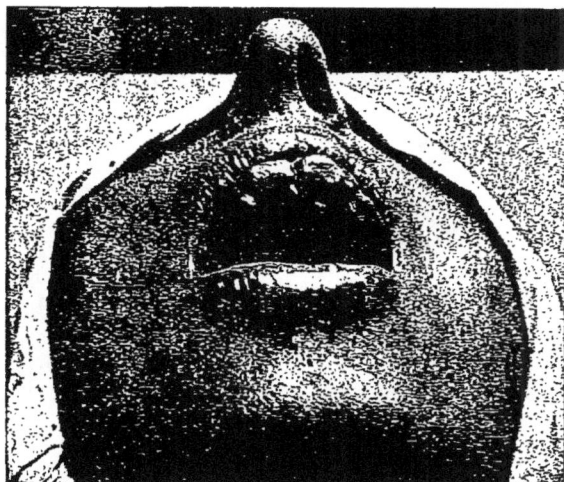

Fig. 1. — Syphilides muqueuses (plaques muqueuses)
de la langue et des lèvres.

(Photogr. de M. Massiot.)

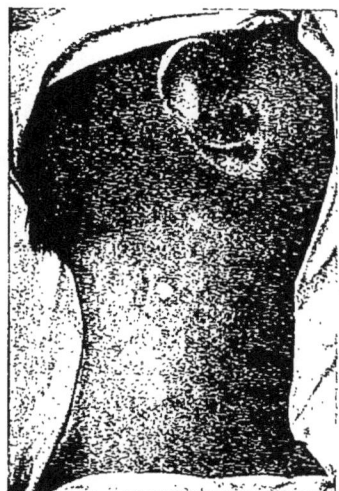

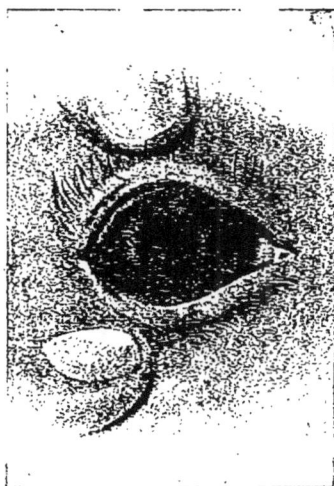

Fig. 2. — Syphilides pigmentaires
du cou.
(Photogr. de M. Massiot.)

Fig. 3. — Iritis gommeux tertiaire.
Atlas de MAITLAND RAMSAY.
(Maloine, édit.)

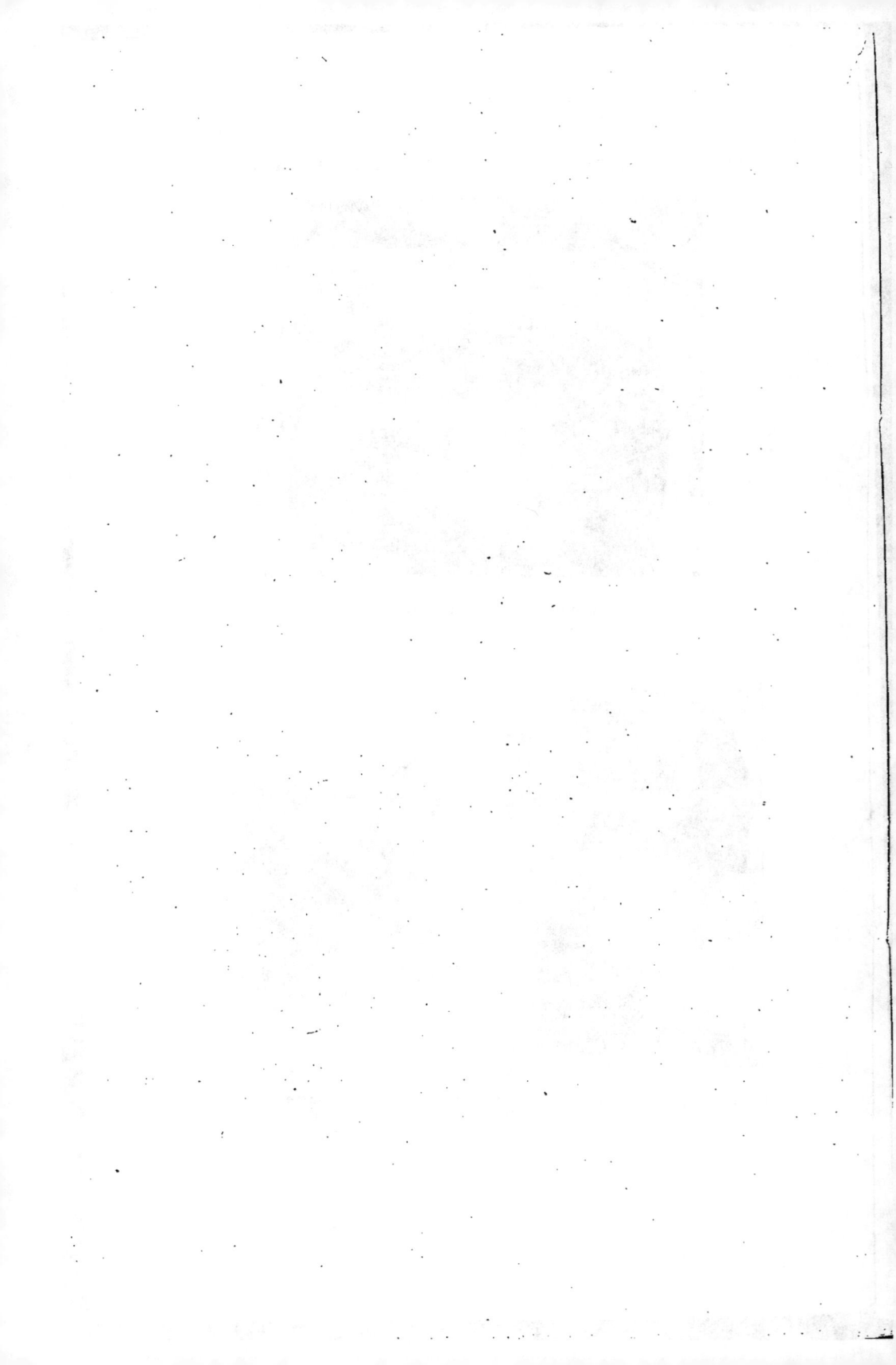

4. — ACCIDENTS TERTIAIRES

Les accidents tertiaires, de beaucoup les plus graves
ne se produisent pas fatalement. Les statistiques du
Causes prédisposantes. professeur Fournier montrent que
sur 100 malades chez lesquels on
les constate, 97 n'ont subi qu'un traitement nul ou in-
suffisant. Les individus qui se soignent bien et longtemps n'ont donc que très peu de chance d'être atteints.
L'alcoolisme, la débauche, le surmenage ont une action
non douteuse sur la venue des accidents tertiaires et
particulièrement sur leur venue hâtive, *syphilis maligne
précoce.*

Chose importante à savoir, la syphilis tertiaire apparaît
fréquemment chez des personnes n'ayant eu que des manifestations secondaires *légères* et que la bénignité même
de leur affection a incitées à négliger leur traitement.

Les accidents tertiaires peuvent se produire 30 et
même 40 ans après l'accident primitif, mais ils sont d'autant moins fréquents que le temps écoulé est plus grand;
leur maximum répond aux dix premières années, ils
sont rares après vingt ans.

Les caractères particuliers de ces accidents sont:

1° Leur apparition *subite* au milieu d'une parfaite santé;

Caractères particuliers. 2° La *variabilité* de leurs formes,
car ils sont susceptibles d'occuper
toutes les régions du corps avec fréquence particulière
sur le système nerveux et la peau;

3° Leur *petit nombre* et leur *gravité*, par suite de la tendance à désorganiser les tissus, à les détruire par ulcération (*gomme*) ou en étouffant les éléments utiles (*sclérose*);

4° Leur *curabilité* assez rapide par le traitement spécifique;

5° L'absence d'allure spéciale que prennent certains
de ces accidents et qui a fait dire à Ricord : « Alors
qu'elle a vieilli, la syphilis prend une mine honnête, à
savoir la mine des maladies communes. »

Gommes. Les gommes (1) se produisent dans tous les tissus du corps et à tout âge. Sur la peau on observe des éruptions gommeuses qui se différencient des éruptions secondaires par les ulcérations souvent profondes qu'elles entraînent après elles.

Elles sont constituées par une formation excessive de cellules incapables d'organisation et aboutissant fatalement et rapidement à la destruction; elles constituent donc pour les tissus une sorte de corps étranger.

Les unes sont bien limitées et forment des *tumeurs gommeuses circonscrites;* les autres, sans limites précises, s'*infiltrent* entre les tissus (*gommes en nappe* et *diffuses*).

Lorsqu'elles sont placées dans un organe communiquant avec l'extérieur, elles se ramollissent en un liquide sirupeux comme la gomme arabique, puis s'évacuent après avoir aminci et rompu la peau ou la muqueuse voisine, sous forme d'un liquide épais, puriforme. Une cicatrice leur succède.

La figure 1, planche VII, montre les délabrements qu'elles peuvent produire sur la peau, mais là le mal n'est que superficiel.

Dans la figure 2, la couche musculaire a été détruite en plusieurs points; c'est un exemple de l'envahissement phagédénique dont nous avons eu déjà l'occasion de parler au sujet des chancres des seins.

La figure 3 montre une syphilide gommeuse des os du nez qui a entraîné une nécrose, c'est à-dire une destruction de ces os avec affaissement d'une partie notable des narines. Souvent la gomme se produit aussi dans le palais et amène une communication entre le nez et la bouche.

Elle attaque aussi fréquemment l'un des os de la jambe, le tibia.

Les gommes cèdent, du reste, très rapidement au traitement, mais il est nécessaire de l'instituer *dès l'appari-*

---

(1) Extrait de *Pour soigner les maladies vénériennes, sexuelles et urinaires.* (Schleicher, éditeur.)

Pl. VII. — LÉSIONS TERTIAIRES DE LA SYPHILIS

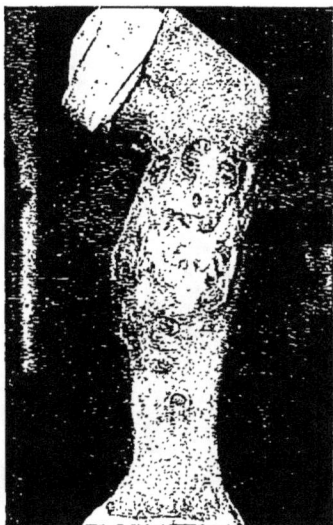

Fig. 1. — Ulcérations gommeuses
de la jambe.

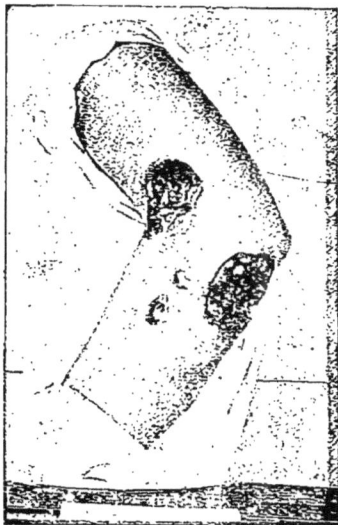

Fig. 2. — Ulcérations gommeuses
phagédéniques précoces.
(Photographies de M. Massiot,)

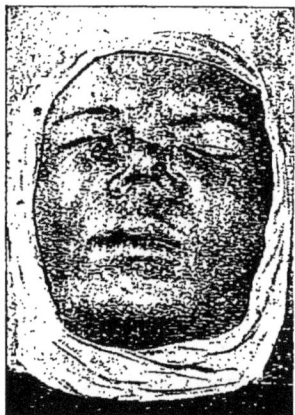

Fig. 3. — Gommes osseuses
du nez.
(Phot. de M. Massiot.)

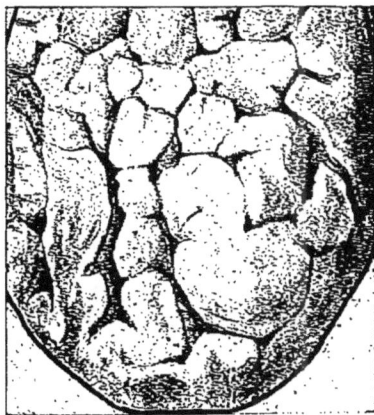

Fig. 4. — Lésions scléreuses
de la langue.

tion de celte manifestation de la maladie pour prévenir
des délabrements irréparables.

La figure 4 montre une lésion de la langue qui est
loin d'être rare, c'est la *glossite scléreuse*. L'organe aug-
Glossite scléreuse. mente de volume et présente à sa surface des sillons qui circonscrivent des
lobules très durs. La muqueuse est d'un rouge vineux,
lisse, tendue. Cette lésion est spéciale à l'homme, surtout aux fumeurs; les érosions provoquées par des chicots dentaires sont très douloureuses.

Pour les autres lésions, leur nombre oblige à une
simple énumération.

Dans le domaine nerveux, il faut citer des névralgies,
des vertiges, un affaissement intellectuel, la paralysie
Autres accidents tertiaires. des muscles de tout un côté du
corps, la paralysie des yeux,
la paralysie des membres inférieurs accompagnées ou
non de déchéance intellectuelle et de douleurs variées.
Près de moitié des cas de syphilis tertiaire sont des
affections du système nerveux; encore faut-il y ajouter
les affections comme l'*ataxie locomotrice* et la *paralysie
générale* (forme d'aliénation mentale), qui ont fréquemment aussi pour origine éloignée la syphilis et sont
appelées pour cela *affections parasyphilitiques*.

Les yeux peuvent être atteints avec possibilité de perte
de la vision. Les testicules sont envahis par une orchite
spéciale différente de celle observée à la période secondaire. Les reins, le foie, les poumons, la trachée peuvent
aussi être lésés très gravement.

Une autre maladie, la *leucoplasie linguale*, a dans certains cas pour suite le cancer de la langue.

II. — SYPHILIS CONCEPTIONNELLE

Un homme peut donner sa maladie à une femme, non
seulement directement, mais par l'intermédiaire de l'en-

5

fant. Dans ce dernier cas l'imprégnation s'opère sans accident primitif, c'est-à-dire sans chancre, et débute par des manifestations secondaires.

Variétés de formes. Celles-ci apparaissent immédiatement (souvent vers le 3ᵉ mois de la grossesse), c'est la *syphilis conceptionnelle précoce;* ou, au contraire, tardivement, à une époque plus ou moins éloignée de la vie (*syphilis conceptionnelle tardive*).

Exceptionnellement l'imprégnation se manifeste, comme nous avons eu l'occasion de le dire à propos de la syphilis des nourrices et des nourrissons, exclusivement par l'*immunité* que possède la mère contre les accidents syphilitiques de l'enfant.

L'action sur les grossesses est terrible, surtout si les deux parents sont infectés. Des fausses couches se produisent ordinairement vers le 3ᵉ ou le

Fausses couches. 4ᵉ mois dans 35 à 40 pour 100 des cas en ville, dans 80 à 90 cas à l'hôpital, et se répètent d'ordinaire pendant plusieurs années, les chances de survie de l'enfant allant cependant en croissant à mesure qu'on s'éloigne de la date primitive de l'infection. L'action du traitement spécifique est souveraine pour empêcher ces avortements et donne chance d'un enfant sain.

III. — SYPHILIS HÉRÉDITAIRE

L'enfant qui naît d'un père ou d'une mère en possession d'accidents syphilitiques au moment de la conception, surtout si la syphilis est relative-

Variétés de formes. ment récente (quatre premières années) et si les deux parents sont atteints, même alors qu'ils n'ont pas d'accidents à ce moment, a les plus grandes chances d'avoir des lésions syphilitiques. Celles-ci se produisent soit dès la naissance (syphilis héréditaire *précoce*), c'est de beaucoup le cas le plus fréquent, soit tardivement, de 18 à 20 ans et même après cet âge (*syphilis héréditaire tardive*). L'accident primitif, ici non plus,

n'existe pas et les manifestations secondaires et tertiaires s'entremêlent sans ordre.

Morts prématurées. Tantôt l'enfant naît prématurément vers le 7ᵉ ou le 8ᵉ mois, ou à terme dans un tel état de faiblesse qu'il meurt en venant au monde. Tantôt il vit quelques heures ou quelques jours et « meurt par une sorte d'inaptitude à la vie » (Fournier). La mortalité atteint 82 pour 100 des enfants (fausse couche ou mort prématurée) lorsque les parents ne se sont pas ou se sont insuffisamment traités.

Forme précoce.

Description. L'enfant est malingre, chétif; sa peau est ridée, flétrie, elle recouvre des muscles extrêmement minces. Ordinairement vers le quinzième jour, quelquefois au deuxième ou troisième mois, il présente : 1° sur la face, les cuisses, les fesses, des *papules*, les unes sèches, les autres érodées; 2° aux lèvres, au nez, à l'anus, des *plaques muqueuses*, cause fréquente de contagion pour les nourrices.

La paume des mains (*fig.* 1, 2 et 3, pl. VIII) et la plante des pieds, plus rarement ses jambes et son visage, portent des taches vineuses surmontées de petites vésicules qui se réunissent pour former des cloques assez grosses, arrondies, remplies d'un liquide jaunâtre, puis purulent ou sanguinolent. Après 24 ou 48 heures la cloque se rompt en laissant une ulcération à laquelle succède une croûte. Cette éruption constitue le *pemphigus syphilitique,* qui se différencie des autres formes de pemphigus justement par sa localisation palmaire et plantaire.

Lorsque l'enfant offre une certaine résistance, comme celui de la figure 3, il a chance de guérir sous l'influence du traitement, mais il succombe fatalement s'il est cachectique (*fig.* 2).

La figure 4 est un exemple de lésion perforante des os

par une gomme qui siège ici derrière l'oreille et a traversé toutes les couches superposées.

L'enfant peut aussi être atteint de difformités diverses (microcéphalie où hydrocéphalie), idiotie, rachitisme, strabisme, surdi-mutité, pied bot ou bec-de-lièvre), lésions qui se produisent aussi, du reste, en dehors de la syphilis. La méningite est fréquente et présente une des causes fréquentes de mort.

Précautions. Lorsqu'une nourrice est appelée à allaiter un enfant très débile et présentant des éruptions, comme celui-ci a chance d'être un syphilitique, elle ne doit le faire qu'après y être autorisée par le médecin qui aura examiné le bébé, ou tout au moins préserver son sein par une téterelle.

Forme tardive.

Description. Les signes plus caractéristiques sont les suivants (ils ont été bien déterminés par Augagneur) : inflammation de la cornée, dents incisives érodées en croissant, écoulement d'oreille, arrêt général de développement. On peut observer aussi diverses formes d'évolution de la gomme.

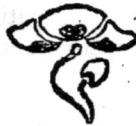

Pl. VIII. — LESIONS DE LA SYPHILIS HÉRÉDITAIRE

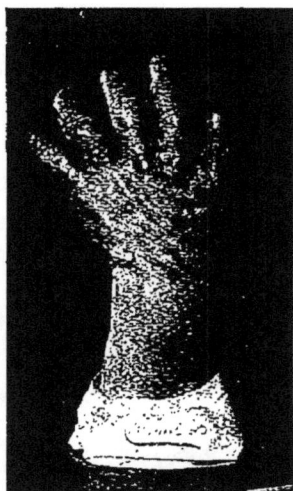

Fig. 1. — Pemphigus.

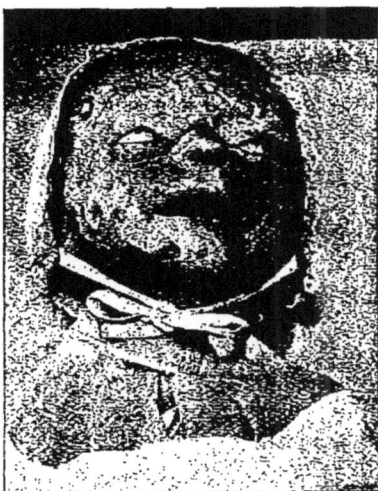

Fig. 2. — Papules et plaques érosives.

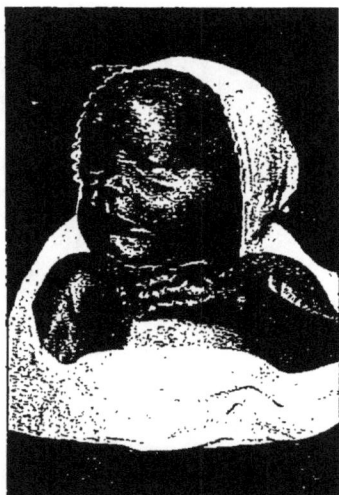

Fig. 3. — Papules et plaques
érosives de la face et des mains.

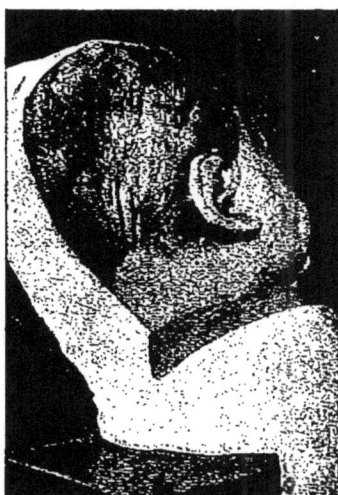

Fig. 4. — Gommes térébrantes
perforant l.s os.

(Photographies de M. Massiol.)

BILAN DE LA SYPHILIS

La syphilis est, avec l'alcoolisme et la tuberculose, la plus abondante pourvoyeuse de la mort, la plus grande productrice de dégénérés. Elle réserve des surprises terribles à ceux qui ne se sont pas traités, soit par négligence (cas le plus fréquent), soit par un sot préjugé contre le mercure qui autrefois, il est vrai, provoquait des accidents parce qu'on në savait pas les proportions nécessaires et qu'on en employait de beaucoup trop fortes quantités, mais qui, aux petites doses actuelles (quelques *centigrammes*), est toujours bienfaisant et jamais nuisible. Si la syphilis est une maladie grave, elle a l'avantage, étant *sérieusement* et *longtemps* combattue par une médication du reste très simple, que ses manifestations sont assez facilement curables dans la très grande majorité des cas.

S'il est triste de voir des gens s'exposer à devenir syphilitiques, n'est-il pas encore plus triste de constater qu'un grand nombre d'entre eux ne font rien ou presque rien pour se préserver contre les conséquences d'une maladie dont voici le bilan :

Enlaidissement par les éruptions, par la chute des cheveux, par les lésions gommeuses qui peuvent abîmer le nez.

Suspension plus ou moins temporaire du travail par les affections des yeux (iritis), par les lésions tertiaires de la peau, des os et surtout du cerveau et de la moelle épinière, avec les conséquences de cet arrêt de la vie active (perte de position, misère) et possibilité d'une mort prématurée.

Retard apporté à la constitution d'une famille par l'impossibilité du mariage pendant quatre à cinq ans sous peine de contaminer la femme.

Craintes de transmission à l'enfant, qu'on voit souffrir d'un mal dont on est la cause.

Traitement.

La syphilis est une maladie curable; elle est aussi une maladie évitable et sa prophylaxie est très simple. Pour ne pas contracter la syphilis, le seul moyen vraiment efficace est de ne pas s'y exposer, la chasteté ne fait rire que les imbéciles et la continence n'a jamais causé de maladie.

Mariez-vous de bonne heure et gardez-vous intacts et sains pour fonder une famille et procréer des enfants bien portants.

Si cependant vous cédez à la tentation, si l'entraînement des sens trahit un jour votre volonté, il est certaines précautions qu'il est utile d'observer.

Le choix du partenaire n'est pas indifférent. Défiez-vous des sujets, hommes ou femmes, qui portent au coin du nez, des lèvres des petits boutons, des excoriations, parfois minimes, sur le corps des éruptions plus ou moins visibles, aux aines des glandes du volume d'un pois ou davantage, défiez-vous des partenaires à la voix éraillée, qu'ils attribuent à un rhume et qui est souvent l'expression d'une laryngite syphilitique.

Gardez-vous des jeunes prostituées, qu'en langage administratif on appelle *clandestines* ou *insoumises* (car elles échappent au contrôle de la police); elles sont presque toutes atteintes de maladies vénériennes, de syphilis surtout, particulièrement virulente, puisqu'elle a été contractée depuis peu. Bonnes de marchand de vin, femmes de chambre d'hôtel, petites ouvrières sont trop souvent des pourvoyeuses de syphilis.

Il existe dans toutes les villes des maisons que la police tolère et que la morale réprouve, où des femmes d'âge et d'expérience consacrent leur existence au commerce d'amour. Il y a peut-être moins d'illusion, mais plus de sécurité, car ces femmes sont surveillées médicalement. Tout d'ailleurs est relatif, car entre deux visites, ces filles peuvent être contaminées et contaminer à leur tour leurs partenaires.

Avant les rapports, il est utile de graisser les organes génitaux avec un corps gras, de façon a éviter à la fois l'écorchure, porte d'entrée de la syphilis, et le contact avec des lésions infectantes. Metchnikoff avait préconisé la pommade au calomel : cette méthode qui a été reprise pendant la guerre de 1914-18 par les Américains dans leurs « prophylactic stations » leur aurait donné de bons résultats. L'onction avec la pommade peut être de nouveau pratiquée après le coït, au plus tard dans les trois heures qui suivent. Des « nécessaires » spéciaux sont d'ailleurs maintenant mis en vente dans la plupart des pharmacies.

Un savonnage immédiat et minutieux après les rapports est peut-être encore plus efficace; il ne faut négliger aucun pli, aucun angle, aucun coin et la femme ne doit pas craindre de porter ce savonnage très loin dans la profondeur du vagin. Si ces soins d'hygiène et de propreté étaient pris plus fréquemment, il est probable que les maladies vénériennes seraient plus rares.

S'il est démontré qu'un sujet a eu des rapports avec un partenaire notoirement atteint d'accidents syphilitiques contagieux, il devra immédiatement consulter un médecin qui commencera un traitement préventif. Une série d'injections arsenicales empêchera la syphilis de se développer.

Si malgré les soins prophylactiques précédemment énumérés, une petite chose suspecte apparaît aux organes génitaux (écorchure insignifiante, grosseur à l'aine), il faut immédiatement aller trouver un médecin, car la dissimulation et le silence seraient le pire parti à prendre.

Et cependant combien de jeunes gens, consternés, apeurés, se représentant la syphilis comme une maladie honteuse, ne trouvent rien de mieux que de cacher leur mal et de se traiter en cachette, en se confiant au premier venu, à un camarade, à un pharmacien, à un médecin qu'ils ne connaissent pas, et le plus souvent à un charlatan, de l'ordre de ceux dont les mérites s'étalent à la quatrième page des journaux ou sur les murs des pissotières.

Adressez vous à un médecin d'honorabilité reconnue et de savoir éprouvé, de préférence à un spécialiste des maladies vénériennes, capable de vous examiner non seulement avec l'œil et le doigt, mais encore avec tous les procédés récents de laboratoire (examen à l'ultra-microscope, examen du sang, etc.) qui permettent d'éclairer rapidement et sûrement le diagnostic.

Adressez-vous au médecin, dès que vous constatez une écorchure sans mettre sur cette écorchure ni poudre, ni pommade. De la précocité du traitement dépend tout l'avenir du syphilitique. Avant le 10e jour qui suit l'apparition du chancre, la syphilis n'est pas encore généralisée, sauf exception, et un traitement actif appliqué à cette période peut juguler et stériliser en quelques mois la syphilis. Au contraire après 15 jours, la généralisation s'affirme et il faut des années de traitement pour éteindre la maladie.

Ne soyez donc pas insouciant ou timoré comme la plupart des malades; n'attendez pas au lendemain pour montrer à un spécialiste la lésion suspecte, même si elle vous paraît insignifiante, et il sera possible par un traitement abortif bien conduit de cicatriser le chancre qui débute, d'empêcher l'apparition des accidents secondaires, de supprimer la contagion, et de vous rendre en quelques mois un individu normal.

Au contraire un syphilitique non traité (ou mal traité, ce qui revient au même), non surveillé, reste en danger permanent pour la société, pour sa femme et ses enfants, pour lui-même : il demeure exposé aux pires catastrophes.

Le traitement, pour être efficace, doit être adapté à chaque malade et seul un médecin peut adapter à votre tempérament le traitement qui convient. Ne vous soignez donc pas par vous-même, ni par correspondance Méfiez-vous des réclames et des charlatans.

Au début de la syphilis le traitement doit être énergique et intensif. Il ne faut plus traiter la syphilis comme on le faisait il y a 30 ans par des pilules ou des sirops; ces méthodes sont manifestement insuffisantes. Autrefois on ne constatait jamais de réinfections syphilitiques. Aujourd'hui, grace aux injections sous cutanées, intramusculaires et surtout intra-veineuses qui agissent puissamment sur la maladie, les cas de réinfection sont devenus très fréquents; le malade peut contracter une 2e syphilis, ce qui prouve qu'il est guéri de sa 1re.

Sauf intolérance dont le médecin sera seul juge, un syphilitique récent doit se soumettre à un traitement d'assaut par les produits arsenicaux, le 606 d'Ehrlich ou ses dérivés, le 914, ou les produits français correspondants : anovarsénobenzol, galyl, sulfarsénol, éparséno ; une 1re cure arsénicale doit totaliser de 3 à 5 gr. de 606 ou de 5 à 7 gr. de ses dérivés. Après un arrêt de 3 à 4 semaines, une 2e cure semblable est nécessaire.

Celle-ci terminée, le malade est blanchi, c'est-à-dire que ses lésions ont disparu et que son sang est normal (Wassermann négatif). C'est du moins le cas le plus habituel. Mais le malade aurait grand tort de se croire guéri et de refuser tout traitement. Il doit au contraire rester sous la surveillance médicale pendant de longs mois, il faut faire des examens périodiques du sang, faire des cures de traitement séparées par des entractes de 4 à 6 semaines du 6e au 12e mois, de 2 mois la 2e année, de 3 mois la 3e année, de 4 mois la 4e année.

Pour le traitement d'entretien, les arsenicaux peuvent céder le pas au mercure. On peut employer des injections intramusculaires de sels solubles (benzoate, biiodure, bichlorure de mercure) ou insolubles (calomel, huile grise) ou des injections intraveineuses de cyanure.

Certains malades sont intolérants au mercure comme à l'arsenic. On peut employer chez eux les sels de bismuth introduits dans la thérapeutique de la syphilis en 1921 par Levaditit et Sazerac.

L'iodure de potassium est un bon médicament de la période tardive de la syphilis, il agit surtout sur les accidents tertiaires.

Un syphilitique bien traité ne doit plus actuellement présenter d'accidents tertiaires et de fait, dans la grande majorité des cas, les lésions tertiaires s'observent aujourd'hui chez des malades qui ne se sont jamais soignés ou insuffisamment soignés ou chez ceux qui ignoraient qu'ils avaient la syphilis.

Hygiène du syphilitique. Le syphilitique doit se préoccuper des accidents contagieux qu'il peut présenter et qui font de lui une source de contagion. Il devra *éviter de fumer;* dans les 2 premières années de sa maladie, pour ne pas provoquer l'apparition d'accidents contagieux (plaques muqueuses) dans sa bouche ou sur ses lèvres ; plus tard, pour ne pas faciliter par l'irritation du tabac le développement d'un cancer des lèvres ou de la langue.

L'alcool est un poison dangereux pour le syphilitique ; il facilite chez lui les maladies du foie et des reins, les troubles nerveux, les accidents cérébraux et la paralysie générale.

Le syphilitique doit avoir le plus grand soin de sa bouche et de ses dents, pour éviter la présence d'accidents contagieux que les mauvaises dents provoquent et pour suivre plus facilement un traitement mercuriel.

Dans les 1res périodes de sa maladie, le syphilitique doit éviter le baiser, même le plus banal. Les ustensiles de table, verre, cuillère, fourchette, ses objets de toilette doivent lui être strictement personnels. La pipe peut être un instrument de contagion au bureau, à l'atelier.

Tout syphilitique récent, même sans accidents, ne peut être autorisé à avoir des rapports qu'après plusieurs séries de traitement énergique, qu'après constatation d'absence d'accidents contagieux depuis le chancre et d'examen du sang négatif. En principe ce n'est guère avant le 5e ou 6e mois que cette autorisation pourrait être accordée.

Le syphilitique ne devra pas se marier sans l'autorisation de son médecin. En principe, le syphilitique qui se soigne régulièrement pourra être autorisé à se marier au bout dé 2 à 4 ans de traitement, suivant que le traitement a été commencé d'une façon précoce ou tardive (alors que le Wassermann était déjà positif). Il faut en outre que l'examen du sang se soit montré constamment négatif depuis 2 ans au moins, et que pendant ce temps le syphilitique n'ait présenté aucun accident.

Tout syphilitique bien traité, sans accidents et en apparence guéri, doit toujours être surveillé et cette surveillance doit dans certains cas être prolongée toute la vie. Tous les médecins ont vu des syphilis récidiver 15, 20, 30, 40 ans après le chancre, alors que pendant de longues années elles avaient semblé guéries. La surveillance périodique et les examens de sang répétés constituent la meilleure garantie qui puisse rassurer le syphilitique; c'est une véritable assurance contre la maladie (GOUGEROT).

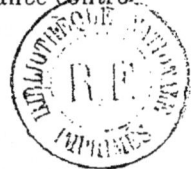

INDEX ALPHABÉTIQUE

DES TERMES TECHNIQUES EMPLOYÉS DANS L'OUVRAGE

(Les chiffres sont la page où se trouve la définition ou au moins l'emploi du mot.)

Arthrite blennorragique ; page 21 : *arthrite* (du grec *arthron*, articulation), inflammation d'une articulation ; *blennorragique*, de la blennorragie (V. ce mot).

Avarie. Détérioration ; mot employé pour désigner la syphilis dans la pièce de Brieux *Les Avariés* ; 8.

Blennorragie (du grec *blennos*, visqueux, et *rhagé*, éruption). Inflammation de la muqueuse des organes génito-urinaires, avec écoulement purulent ; 12, 15, 17.

Blennorrhée (du grec *blennos*, visqueux, et *rheein*, couler . Écoulement blennorragique passé à l'état chronique ; 17.

Bougie. Appareil de forme cylindrique, en gomme ou en métal, qu'on introduit comme une sonde dans le canal de l'urètre, soit pour le dilater, soit pour y faire pénétrer quelque substance médicamenteuse ; 22.

Bubon (du grec *boubón*, aine). Ganglion lymphatique engorgé, plus spécialement enflammé ; 28.

Chancre (du latin *cancer*, crabe, et au figuré chancre, parce que le chancre ronge les chairs comme fait le crabe). Nom vulgaire des ulcères, particulièrement des ulcères vénériens ; 33, 44.

Chancre mou ; 12, 15, 24.

Chancre phagédénique ; 28, 41. V. PHAGÉDÉNIQUE.

Cystite (du grec *kustis*, vessie). Inflammation de la vessie ; 21.

Dourine (mot arabe). Maladie analogue à la syphilis, mais particulière au cheval ; 15.

Endocardite ; 21. Inflammation de l'*endocarde* (du grec *endon*, en dedans, et *kardia*, cœur), membrane qui tapisse le cœur intérieurement.

Épididymite ; 21. Inflammation de l'*épididyme* (du grec *epididumis : epi*, sur : *didumos*, testicule), petit corps oblong situé le long du bord postérieur et supérieur du testicule.

Glossite (du grec *glóssa*, langue). Inflammation de la langue ; 57. V. aussi SCLÉREUX.

Gomme ; 57. Les *gommes syphilitiques* sont des accidents tardifs qui s'observent dans la peau, les muscles, les os, etc.

Gonocoque (du grec *goné*, semence. et latin *coccus*, coque) : *Gonocoque de Neisser*, microbe pathogène auquel on attribue la production de la blennorragie ; 13, 14. V. aussi BLENNORRHÉE.

Goutte militaire ; 17. Synonyme de *blennorrhée*.

Laparotomie (du grec *lapara*, flancs, abdomen, et *tomé*, section). Opération chirurgicale qui consiste à ouvrir largement la cavité abdominale ; 22.

Métrite (du grec *métra*, matrice). Inflammation de la matrice ou utérus ; 22.

Microbe (du gr. *mikrobios : mikros*, petit, et *bios*, vie). Organisme microscopique qui est l'agent des fermentations, des putréfactions et d'un grand nombre de maladies dites virulentes, spécifiques ou contagieuses ; 13.

Neurasthénie (du grec *neuron*, nerf, *a* privatif, et *sthenos*, force.

Affaiblissement plus ou moins durable, sans lésion, de la force nerveuse ; 22.

Ophtalmie (du grec *ophthalmos*, œil). Inflammation de l'œil et de ses annexes ; 18.

Orchite (du grec *orchis*, testicule). Inflammation du testicule ; 21.

Papule (lat. *papula*, papule, bouton, pustule, éruption). Lésion cutanée, caractérisée par une élevure de forme variable ; 46.

Pemphigus (du grec *pemphix*, *igos*, bulle) ; 60.

Phagédénique (du grec *phagedaina*, faim dévorante ; de *phagein*, manger) : *Chancre phagédénique ;* 28, 41.

Plaques muqueuses ; 49, 59.

Poulin ou **Poulain**. Nom vulgaire du bubon inguinal (de l'aine) ; 28.

Prostate (du grec *prostatés*, qui est placé devant). Corps glanduleux, propre au sexe masculin, qui enveloppe le col vésical et la première partie de l'urètre ; 21.

Purulent. Qui est de la nature du pus : *Ophtalmie purulente ;* 18.

Rétrécissement du canal de l'urètre ; 22.

Roséole. Éruption consistant en petites taches roses ; 46.

Salpingite (du grec *salpigx*, *iggos*, trompe). Inflammation de la trompe de Fallope (conduit qui naît de l'angle supérieur de la matrice et se porte vers l'ovaire) ; 22.

Scléreux (du grec *skléros*, dur) : *Glossite scléreuse ;* 58.

Spirochète ; 15.

Strepto (du grec *streptos*, contourné) : *Strepto-bacille de Ducrey-Unna ;* 13, 14.

Syphilide (rad. *syphilis*, et gr. *eidos*, forme). Nom donné à toutes les manifestations de la syphilis sur la peau ; 46-49.

Syphilis (mot d'origine inconnue, créé par Fracastor). Maladie contagieuse ne récidivant pas et qui se transmet par un virus ; 12, 15, 29. — *Syphilis maligne précoce ;* 29, 54. — *Syphilis héréditaire,* 59.

Trepanosoma ; 15.

Tréponème pâle. Microbe de la syphilis ; 14, 15, 30.

Vénérien (du lat. *Venus, Veneris*, déesse de l'amour). Qui a rapport à l'union des sexes ; se dit des unions contagieuses qui se communiquent par les rapports des sexes. — *Vénérien,* celui qui est atteint d'une maladie vénérienne. — *Maladies vénériennes :* 12.

Vérole. Synonyme de *syphilis.*

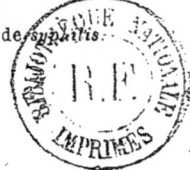

TABLE DES MATIÈRES

Pages

I. **But de la campagne actuelle, sa genèse** 5

  Conséquences d'un préjugé. — Préservation des innocents. — Ignorance et guérison. — Lutte contre le préjugé. — La femme doit savoir. — Avarie et mariage.

II. **Variétés et origine des maladies vénériennes** 12

  Variétés et fréquence. — Origine microbienne. Modes d'introduction des microbes.

III. **Blennorrhagie** 17

  Évolution. — Mode de propagation. — Complication oculaire. — Autres complications communes aux deux sexes. — Complications spéciales à l'homme. — Complications spéciales à la femme. — Résumé.

IV. **Chancre mou** 24

  Mode de propagation. — Évolution. — Complications.

V. **Syphilis** 29

  Caractère général de l'infection. — Évolution des accidents.

  I. Syphilis acquise 30

  Formes de transmission. — Contagion par contact direct. — Contagion par contact indirect. — Contagion par nourrices et nourrissons. — Précautions contre le contagion par les nourrices.

  1. *Accident primitif* 44

  Description.

  2. *Accidents secondaires* 45

  Époque d'apparition. — Caractères communs. — Roséole et papules. — Syphilides psoriasiformes. — Syphilides pigmentaires du cou. — Plaques muqueuses. — Autres accidents secondaires.

  Pages

        3. *Accidents secondo-tertiaires*   53
            Iritis syphilitique.

        4. *Accidents tertiaires*.   54
                Causes prédisposantes. — Caractères particu-
                liers. — Gommes. — Glossite scléreuse. — Autres
                accidents tertiaires.

    II. SYPHILIS CONCEPTIONNELLE.   58
                Variétés de formes. — Fausses couches.

    III. SYPHILIS HÉRÉDITAIRE   59
                Variétés de formes. — Morts prématurées.

        Forme précoce   60
            Description. — Précautions.

        Forme tardive . . . :   63
            Description.

BILAN DE LA SYPHILIS.   64

TRAITEMENT PRÉVENTIF ?.   65

Lectures :

L'HÉRÉDITÉ SYPHILITIQUE : 1° Extrait d'Ibsen, *Les Revenants*.   66
    2° Extrait de Legouvé, *Les Pères et les enfants*   69

INDEX ALPHABÉTIQUE.   73

TABLE DES MATIÈRES   77

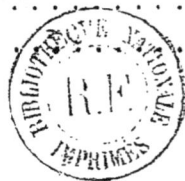

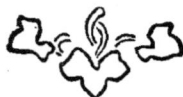

Paris. — Imprimerie LAROUSSE, 17, rue Montparnasse.

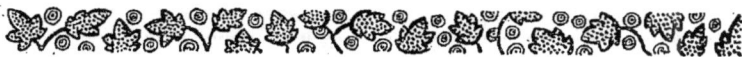

EXTRAIT du CATALOGUE
DE LA LIBRAIRIE LAROUSSE
13-17, rue Montparnasse, Paris (6e)

Dictionnaires Larousse
encyclopédiques et illustrés

◌ ◌ ◌

Les *Dictionnaires Larousse* sont aujourd'hui universellement connus. Partout on s'accorde à les considérer comme les meilleurs des dictionnaires et, peut-on dire, comme les types mêmes du genre. A l'heure actuelle où les conditions de la vie nous obligent plus que jamais à avoir en toutes choses des idées précises et des renseignements exacts, ce sont des ouvrages qui ont leur place marquée dans tous les foyers. Il existe des éditions de tous prix, dont l'ensemble constitue une série unique au monde. Enrichissant sans relâche cette incomparable collection, la Librairie Larousse a entrepris, à côté des *dictionnaires encyclopédiques généraux*, la publication de *dictionnaires spéciaux*, en vue de répondre à tous les besoins de l'existence présente.

DICTIONNAIRES ENCYCLOPÉDIQUES GÉNÉRAUX
publiés sous la direction de Claude AUGÉ

Nouveau Larousse illustré, en *huit volumes.* Le plus remarquablement documenté et illustré des grands dictionnaires encyclopédiques, rédigé par plus de 400 collaborateurs d'élite: 7 600 pages (format 32 × 26), 237 000 articles, 49 000 gravures, 504 cartes en noir et en couleurs, 89 planches en couleurs. Broché, **525 fr.**; relié demi-chagrin . . . . . . **725 francs**
Payable à raison de 50 francs par mois (au comptant, 10 % d'escompte).

N. B. — *Le* Nouveau Larousse *est tenu indéfiniment à jour par le* Larousse *mensuel (quatre volumes en vente [années 1907-1919]; le Tome V [1920-1922] paraîtra en janvier 1923). — Voir plus loin.*

Souscription globale au Nouveau Larousse *en huit volumes et au* Larousse *mensuel en cinq volumes, soit treize volumes, reliure demi-chagrin* . . . . **1 100 francs**
Payable à raison de 65 francs par mois (au comptant, 10 % d'escompte).

EN VENTE CHEZ TOUS LES LIBRAIRES

DICTIONNAIRES ENCYCLOPÉDIQUES GÉNÉRAUX
(suite)

Larousse Universel, *en deux volumes (en cours de publication).* Le dictionnaire d'après-guerre : le seul ouvrage qui présente, après les profondes transformations de ces dernières années, une documentation entièrement à jour sur toutes les connaissances humaines.

Paraît par fascicules hebdomadaires à 1 franc. L'ouvrage formera deux magnifiques volumes de plus de 1 200 pages chacun (format 21 × 30,5), contenant 120 000 articles, 25 000 gravures, 500 planches et cartes en noir et en couleurs ; le *Tome I*er (A-K) est en vente (broché, **72** fr. ; relié, **95** fr.), le *Tome II* sera terminé au printemps 1923. *(Demander les conditions de souscription à l'ouvrage complet.)*

Petit Larousse illustré. Le plus complet des dictionnaires manuels. *Un volume* de 1 680 pages (format 13,5 × 20), 5 800 gravures, 130 tableaux et 120 cartes en noir et en couleurs. Relié toile . . . . **20 francs**
Édition de luxe sur papier bible. Relié toile, **32** fr. ; relié peau . **40 francs**

Larousse classique illustré. *Un volume* de 1 100 pages (13,5 × 20), 4 150 gravures, 70 tableaux et 114 cartes en noir et en couleurs. Cartonné, **15** fr. ; relié toile . . . . **17** fr. **50**

Larousse élémentaire illustré. *Un volume* de 1 275 pages (format 10,5 × 16,5), 2 500 gravures, 37 tableaux dont 2 en couleurs, 24 cartes. Cartonné, **12** fr. ; relié toile . . . . **13** fr. **50**

Dictionnaire illustré de la langue française. *Un volume* de 956 pages (format 10,5 × 16,5), 1 900 gravures, 37 tableaux dont 2 en couleurs. Cartonné, **9** fr. ; relié toile . . . . **10** fr. **50**

Larousse de poche. *Un volume* de 1 302 pages sur papier bible (format 10,5 × 16,5). Relié toile, **18** fr. ; relié peau . . . . **24 francs**

DICTIONNAIRES ENCYCLOPÉDIQUES SPÉCIAUX

Larousse agricole illustré, *en deux volumes,* publié sous la direction de E. CHANCRIN, Inspecteur général de l'Agriculture, et R. DUMONT, Professeur d'Agriculture. L'ouvrage le plus pratique et le plus largement conçu qui ait jamais été fait dans ce genre : contient tout ce qui concerne l'agriculture, l'horticulture, l'élevage, etc., et s'adresse à toutes les personnes qui, à quelque titre que ce soit, s'intéressent aux choses agricoles. 1 700 pages (format 32 × 26), 5 200 gravures, 40 planches en couleurs, 102 planches en noir. Broché, **190** fr. ; relié demi-chagrin . . . **225 francs**
Payable 15 francs par mois (au comptant, 10 %).

Larousse médical illustré, publié sous la direction du Dr GALTIER-BOISSIÈRE. Le seul ouvrage vraiment pratique et sérieux qui ait été publié à l'usage du grand public en matière de médecine et d'hygiène, dû à la collaboration de spécialistes autorisés et merveilleusement illustré, en grande partie par la photographie d'après nature. Magnifique volume in-4.º de 1 300 pages (20 × 27), 2 462 gravures, 78 planches en noir, 36 planches en couleurs. Broché, **62** fr. ; relié demi-chagrin . . **90 francs**
Payable 7 fr. 50 par mois (au comptant, 5 %).
Prospectus détaillés sur demande.

Larousse mensuel illustré

Périodique encyclopédique

publié sous la direction de Claude AUGÉ.

❁ ❁ ❁

Le Larousse de l'actualité : enregistre chaque mois dans l'ordre *alphabétique*, sous une forme documentaire, toutes les manifestations de la vie contemporaine; tient au courant de tout, forme la *mise à jour* indéfinie du *Nouveau Larousse illustré* (voir plus haut). Paraît le premier samedi du mois. Le numéro illustré de nombreuses grav. (format 32 × 26).   **2 fr. 50**

Abonnement pour 1922: France et Colonies . . . .   **26** francs

—   .   —   Étranger (Union postale) . . . .   **30** francs

(Un numéro spécimen est envoyé au prix réduit de 1 fr. 50.)

En vente : **Tome I (1907-1910)**. Br., 55 fr. ; relié demi-ch..   **80** francs
Tome II (1911-1913). Br., 65 fr. ; relié demi-ch.   **90** francs
Tome III (1914-1916). Br., 75 fr. ; relié demi-ch.   **100** francs
Tome IV (1917-1919). Br., 80 fr. ; relié demi-ch.   **105** francs

Payable par mensualités de 7 fr. 50 par 100 fr. (remise au comptant).

Le **Tome V (1920-1922)** paraîtra en janvier 1923.

Le Larousse mensuel *est le complément indispensable du* Nouveau Larousse *(voir plus haut les conditions de la souscription globale aux deux publications).*

Dictionnaires divers

❁ ❁ ❁

Dictionnaire synoptique d'étymologie française, par Henri STAPPERS, donnant la dérivation des mots usuels, classés sous leur racine commune et en divers groupes : latin, grec, langues germaniques, etc. Un volume in-12 de 960 pages. Relié toile. . . . .   **18** francs.

Dictionnaire méthodique et pratique des rimes françaises, par Ph. MARTINON, bien au courant de la langue de notre temps et précédé d'un excellent traité de versification. Un vol. petit in-12 de 300 pages. Cart.   **4 fr. 50**

Annuaire général

de la France et de l'étranger

Recueil de documentation générale sans analogue en France, constituant une véritable encyclopédie de la vie active des peuples ; tous les renseignements utiles au point de vue politique, économique, etc., sur toutes les nations du globe. *Édition 1922.* XXXII-1 118 pages bourrées de faits, de chiffres et de statistiques. Un vol. in-8°, br., 30 fr. ; relié toile, 35 francs

LIBRAIRIE LAROUSSE, 13-17, RUE MONTPARNASSE, PARIS (6e)

Une splendide collection de grands ouvrages illustrés

COLLECTION IN-4º LAROUSSE

❀ ❀ ❀

Les ouvrages dont se compose la *Collection in-4º Larousse* sont tout à la fois de grandes œuvres de fonds, d'un large intérêt et d'un caractère très vivant, et de splendides volumes pour lesquels on a fait appel à toutes les ressources matérielles de l'art moderne du livre. Imprimés avec soin sur un papier magnifique, dans un grand format (32 × 26 centimètres), merveilleusement illustrés par les procédés de gravure photographique les plus perfectionnés et enrichis de nombreuses planches et cartes en noir et en couleurs, ils sont revêtus de reliures originales signées d'artistes comme GRASSET, AURIOL, GIRALDON, etc.

Les ouvrages de cette collection peuvent être payés par mensualités de 7 fr. 50 par 100 francs (au comptant, 5 % d'escompte jusqu'à 175 francs, 10 % au-dessus).

SCIENCES NATURELLES

Histoire Naturelle illustrée, en *deux volumes (en cours de publication).* Une présentation moderne, vivante et pittoresque des sciences si passionnantes de la nature. Le *Tome Ier, Les Plantes,* par J. COSTANTIN, Membre de l'Institut, et F. FAIDEAU, est en vente (broché, **50** fr. ; relié demi-chagrin, **75** fr.) ; le *Tome II, Les Animaux,* par L. JOUBIN, Membre de l'Institut, et Aug. ROBIN, Correspondant du Muséum, paraît par fascicules à **1** fr. **95.** *(Demander le prospectus spécimen donnant les conditions de souscription à l'ouvrage complet).*

La Terre, Géologie pittoresque, par Aug. ROBIN, correspondant du Muséum. 760 gravures photogr., 24 hors-texte, 53 tableaux de fossiles, 158 dessins et 3 cartes en coul. Br., **42** fr. ; relié demi-chagr.. **67** francs

La Mer, par CLERC-RAMPAL. Original ouvrage d'ensemble sur la mer : océanographie, histoire du navire et de la navigation. 636 gravures photographiques, 16 hors-texte, 4 planches en couleurs, 6 cartes en couleurs, 316 cartes en noir ou dessins. Broché, **45** fr. ; relié demi-chagr. **70** francs

GÉOGRAPHIE PITTORESQUE

La France, Géographie illustrée, *en deux volumes,* par P. JOUSSET. La géographie de notre pays, y compris l'Alsace et la Lorraine, présentée de la façon la plus originale et la plus attrayante : un texte vivant et coloré, une merveilleuse évocation par la photographie d'après nature. 1 987 gravures photographiques, 49 planches hors texte, 24 cartes et plans en noir, 32 cartes en couleurs. Br., **100** fr. ; relié demi-chagrin. **150** francs

Paris-Atlas, par F. BOURNON. Le plus bel ouvrage publié sur Paris et ses environs. 595 gravures photographiques, 32 dessins, 24 plans en huit couleurs. Broché, **30** fr. ; relié demi-chagrin . . . . **55** francs

L'Allemagne contemporaine illustrée, par P. JOUSSET. 588 gravures photogr., 8 cartes en coul., 14 cartes ou plans en noir. Br. 30 francs Relié demi-chagrin. . . . . **55 francs**

La Belgique illustrée, par DUMONT-WILDEN. 570 gravures photographiques, 10 planches hors texte, 4 planches en couleurs, 28 cartes en noir et en couleurs. Broché, 40 fr. ; relié demi-chagrin . . . . . **65 francs**

L'Espagne et le Portugal illustrés, par P. JOUSSET. 772 gravures photographiques, 19 planches hors texte, 10 cartes et plans en couleurs, 11 cartes et plans en noir. Broché, 45 fr. ; relié demi-chagrin. **70 francs**

La Hollande illustrée. 349 gravures photographiques, 15 planches en noir, 2 planches en couleurs, 39 cartes en noir et en couleurs. Broché, 24 fr. ; relié demi-chagrin. . . . . **42 francs**

Le Japon illustré, par Félicien CHALLAYE. 677 gravures photogr., 4 planches en couleurs, 8 planches en noir, 11 cartes et plans en couleurs, 15 cartes et plans en noir. Broché, 45 fr. ; relié demi-chagrin. . **70 francs**

La Suisse illustrée, par A. DAUZAT. 635 gravures photographiques, 10 cartes en noir, 11 cartes en couleurs, 2 planches en couleurs, 12 planches en noir. Broché, 42 fr. ; relié demi-chagrin . . . . **67 francs**

HISTOIRE

Histoire de France illustrée (des origines à la fin de la guerre de 1870-71), en deux volumes. Toute la vie française à travers les siècles : un texte précis et impartial, une documentation iconographique sans analogue. 2028 gravures photographiques, 43 planches en couleurs, 9 cartes en coul., 96 cartes en noir. Br., 100 fr. ; relié demi-ch. **150 francs**

Histoire de France contemporaine (1871-1913). Tableau complet et documenté : histoire politique, sociale, littéraire, artistique, etc. 1 164 gravures photographiques, 40 tableaux, 11 planches en couleurs, 22 cartes en noir et en couleurs. Br., 55 fr. ; relié demi-chagrin. **85 francs**

La France héroïque et ses Alliés (1914-1919), en deux volumes, par G. GEFFROY, L. LACOUR, L. LUMET. Un récit clair, vivant et bien coordonné, animé d'une saisissante illustration photographique. 1 279 gravures photographiques, 51 planches hors texte en noir et en couleurs, 26 cartes en noir et en couleurs. Broché, 110 fr. ; relié demi-chagrin. . . **160 francs**

Ces trois ouvrages forment, en cinq volumes, une histoire de France complète, la plus vivante et la plus intéressante qui existe.

ARTS

Le Musée d'Art (des Origines au XIXe siècle), publié avec la collaboration de critiques d'art et écrivains autorisés. Splendide ouvrage d'initiation artistique. 900 gravures photographiques, 50 planches hors texte. Broché, 45 fr. ; relié demi-chagrin. . . . . **70 francs**

Le Musée d'Art (XIXe siècle), publié avec la collaboration de critiques d'art et écrivains autorisés. 1 000 gravures photographiques, 58 planches hors texte. Broché, 45 fr. ; relié demi-chagrin. . . . . **75 francs**

SPORTS

Les Sports modernes illustrés. Théorie et pratique de tous les sports. 813 grav., 28 pl. hors texte. Br., 30 fr. ; relié demi-ch. **55 francs**

Littérature
Chefs-d'œuvre des grands écrivains
BIBLIOTHÈQUE LAROUSSE
◌ ◌ ◌

Tout le monde devrait posséder les grandes œuvres qui sont le patrimoine de l'esprit humain. La *Bibliothèque Larousse* les met à la portée de tous en des volumes d'un beau format et d'une présentation originale et attrayante. Leur typographie nette et élégante, leur intéressante illustration (fac-similés de gravures des éditions originales, portraits, autographes, etc.), les notices et annotations sobres et documentées qui accompagnent les textes sans les surcharger, donnent à ces éditions une place à part entre toutes les collections de ce genre. Ajoutons qu'elles rendent accessibles à tous un certain nombre d'ouvrages que leur étendue ne permet généralement pas de lire intégralement : les larges extraits qu'elles en donnent sont reliés entre eux par des notices analytiques ; on peut suivre ainsi la pensée de l'auteur et avoir une idée de l'ensemble.

XVIᵉ siècle

Ronsard : Œuvres choisies illustrées	1 vol.
Rabelais : Gargantua et Pantagruel	3 vol.

XVIIᵉ siècle

Corneille : Théâtre choisi illustré	3 vol.
Racine : Théâtre complet illustré	3 vol.
Molière : Théâtre complet illustré	8 vol.
Chefs-d'œuvre comiques des successeurs de Molière	2 vol.
La Fontaine : Fables illustrées	2 vol.
Boileau : Œuvres poétiques illustrées	1 vol.
Bossuet : Œuvres choisies illustrées	2 vol.
La Bruyère : Les Caractères	2 vol.
La Rochefoucauld : Maximes	1 vol.
Mᵐᵉ de Sévigné : Lettres choisies illustrées	2 vol.
Mᵐᵉ de La Fayette : La Princesse de Clèves	1 vol.

XVIIIᵉ siècle

Regnard : Théâtre choisi illustré	2 vol.
Abbé Prévost : Manon Lescaut	1 vol.
J.-J. Rousseau : Les Confessions (extraits suivis)	1 vol.
— Emile (extraits suivis)	1 vol.
Voltaire : Romans	3 vol.
— Théâtre choisi illustré	1 vol.
— Œuvre poétique	1 vol.
— Histoire de Charles XII	1 vol.
Diderot : Œuvres choisies illustrées	3 vol.
Montesquieu : Lettres persanes	1 vol.
Beaumarchais : Théâtre choisi illustré	2 vol.
Bernardin de Saint-Pierre : Paul et Virginie	1 vol.

LIBRAIRIE LAROUSSE, 13-17, RUE MONTPARNASSE, PARIS (6ᵉ)

BIBLIOTHÈQUE LAROUSSE (Suite)

XIXᵉ siècle

Chateaubriand : Œuvres choisies illustrées .... 3 vol.
Benjamin Constant : Adolphe et œuvres choisies .. 1 vol.
Stendhal : La Chartreuse de Parme.............. 2 vol.
—   Le Rouge et le Noir .... 2 vol.
—   Chroniques italiennes .... 1 vol.
Ch. Nodier : Contes fantastiques................ 1 vol.
—   Contes de la Veillée.............. 1 vol.
P.-L. Courier : Lettres écrites de France et d'Italie. 1 vol.
—   Daphnis et Chloé, Pamphlets ...... 1 vol.
Balzac : Le Père Goriot .... 1 vol.
—   Eugénie Grandet.................. 1 vol.
—   La Cousine Bette .... 2 vol.
—   Le Cousin Pons .... 1 vol.
—   Le Lys dans la vallée .... 1 vol.
—   Le Médecin de Campagne .... 1 vol.
—   La Peau de chagrin .... 1 vol.
—   La Rabouilleuse .... 1 vol.
Gérard de Nerval : Œuvres choisies illustrées ..... 1 vol.
Alfred de Musset : Œuvres complètes illustrées ... 8 vol.
Alfred de Vigny : Œuvres illustrées .... 7 vol.
Murger : Scènes de la vie de Bohème .... 1 vol.
Victor Hugo : Œuvres choisies illustrées (voir ci-dessous).

Anthologies

Anthologie des écriv. français des XVᵉ et XVIᵉ s. 2 vol.
Anthologie des écrivains français du XVIIᵉ siècle . 2 vol.
Anthologie des écrivains français du XVIIIᵉ siècle.... 2 vol.
Anthologie des écrivains français du XIXᵉ siècle... 4 vol.
Anthologie des écrivains français contemporains.. 2 vol.

Littératures étrangères

Shakespeare : Œuvres choisies illustrées .... 3 vol.
Tourguenev : Eaux printanières .... 1 vol.
Gogol : L'Inspecteur........................... 1 vol.

Chaque volume in-8º (13,5 × 20), sous couverture
repliée, tirage deux tons, tranches rognées. 4 fr. 50

*Un certain nombre de volumes se vendent également en reliure
toile ivoirine, en reliure Bradel genre XVIIIᵉ siècle ou en
reliure demi-peau, fers et tête dorés (demander le catalogue)*

Hors série : Victor Hugo : Œuvres choisies illustrées. *Deux
volumes* d'environ 550 pages chacun, illustrés de 60 gravures dont 48 hors
texte (*Poésie*, 1 vol. ; *Prose*, 1 vol.). Chaque vol., couv. repliée. 15 francs
Relié toile ivoirine, 20 fr. ; reliure Bradel, 21 fr. ; demi-peau... 25 francs

EN VENTE CHEZ TOUS LES LIBRAIRES

Littérature
Études, histoire littéraire, etc.

❖ ❖ ❖

La Littérature française aux XIXᵉ et XXᵉ siècles, par Ch. LE GOFFIC, avec un appendice sur les *Écrivains morts pour la patrie*, par Aug. DUPOUY. Tableau d'ensemble précis et complet du mouvement littéraire en France depuis le début du XIXᵉ siècle, accompagné de *pages-types*. *Deux volumes* illustrés de 76 gravures, sous couverture rempliée, tranches rognées. Chaque volume.......................... 6 fr. 50

Anthologie des écrivains morts pour la Patrie, par Carlos LARRONDE, avec préface de Maurice BARRÈS. Les plus belles pages de PÉGUY, PSICHARI, etc. Quatre brochures in-18. Chaque brochure. 1 fr. 25

L'Ame de la France dans ses poètes, par P. VERRIER. 1 franc

Comment on prononce le français, par Ph. MARTINON. Traité complet de prononciation. Un vol. in-12. Br., 6 fr. 50; rel. toile. 9 francs

Littérature anglaise, par W. THOMAS, agrégé de l'Université. Un volume illustré. Broché, 3 fr.; relié toile souple.......... 3 fr. 75

Littérature allemande, par W. THOMAS. Un volume in-8º illustré. Broché .... 3 francs

Histoire de la Littérature russe, par L. LEGER, membre de l'Institut. Un volume in-8º illustré. Broché, 2 fr.; relié toile souple... 2 fr. 75

Fleurs latines, par P. LAROUSSE. Explication des citations tirées de Virgile, Horace, Cicéron, etc. Un vol. gr. in-8º. Br., 18 fr.; relié. 30 francs

Beaux-Arts
❖ ❖ ❖

Anthologie d'Art français : XIXᵉ siècle (Peinture), par Ch. SAUNIER. *Deux volumes* in-8º, contenant 240 reproductions photographiques en pleine page. Chaque vol., broché, 7 fr. 50; relié toile. 10 francs

Anthologie d'Art français : XXᵉ siècle (Peinture), par Ch. SAUNIER. *Un volume* in-8º, contenant 128 reproductions photographiques en pleine page. Broché, 7 fr. 50; relié toile........ 10 francs

Le Musée d'Art (voir plus haut : *Collection in-4º Larousse*).

Les Arts français. Collection publiée de 1917 à 1919 et présentant une documentation originale sur les arts appliqués en France à notre époque. Un vol. in-8º (18,5 × 26,5), illustré de nombreuses gravures et de hors-texte en noir et en couleurs, reliure genre Bradel..... 45 francs

Rembrandt, par A. BRÉAL. Vie de Rembrandt et étude de son œuvre. Un vol. in-8º, illustré de 24 hors-texte. Br., 2 fr.; relié t. 2 fr. 75

Puvis de Chavannes, par Léon RIOTOR. Sa vie, son œuvre, ses conceptions esthétiques. Un volume gr. in-8º, illustré de 32 hors-texte. 4 fr. 50

LIBRAIRIE LAROUSSE, 13-17, RUE MONTPARNASSE, PARIS (6e)

Histoire et Géographie

❖ ❖ ❖

Histoire de France illustrée (v. plus haut : *Collection in-4° Larousse*).

Histoire de France contemporaine (v. pl. haut : *Coll. in-4° Larousse*).

La France héroïque et ses Alliés (v. plus haut : *Coll. in-4° Larousse*).

L'Histoire de la France expliquée au Musée de Cluny, par Edmond HARAUCOURT, directeur du Musée de Cluny. Guide par salles et par séries, avec commentaires. Un volume in-8°, illustré de nombreuses reproductions photographiques hors texte. Broché . . . . 7 francs

Georges Clemenceau, sa vie, son œuvre, par Gustave GEFFROY, de l'Académie Goncourt, avec des pages choisies, annotées par L. LUMET. Biographie de Clemenceau, extraits de ses écrits et de ses discours, opinions et jugements dont il a été l'objet. Un vol. in-4° (22 × 28), illustré de nombreuses gravures en noir et en couleurs. Broché . . . . 20 francs
Relié demi-peau . . . . 30 francs

(Payable 7 fr. 50 par mois ; au comptant, 5 %)

La Marine française pendant la Grande Guerre, par G. CLERC-RAMPAL. Très intéressant historique du rôle trop peu connu de notre marine pendant la Grande Guerre. Un vol. in-8°, 90 grav. et 1 carte. Br. 7 fr. 50

La Grande Mêlée des Peuples, récits héroïques de la Grande Guerre, par M. HOLLEBECQUE. Un volume in-8°, illustré de 4 hors-texte. Broché, 3 fr. ; relié toile . . . . 6 fr. 50

Histoire des Etats-Unis d'Amérique, par DAVID SAVILLE MUZZEY, traduction de A. de LAPRADELLE. Une histoire claire et documentée, des origines à l'élection du président Harding. Un volume in-8° de 744 pages, illustré de nombreuses gravures et cartes. Br., 25 fr. ; relié . . 32 francs

Histoire de Russie, des origines au commencement du xxe siècle, par L. LEGER, membre de l'Institut. Un volume in-8°, illustré de 12 gravures et 2 cartes. Broché, 1 fr. 50 ; relié toile . . . . 2 fr. 25

Atlas départemental Larousse, livre de références extrêmement documenté sur notre pays, donnant pour chaque département une carte de grandes dimensions, avec un texte très détaillé accompagné de nombreuses et fines gravures. Magnifique volume in-folio (33 × 45), 190 pages de texte, 100 cartes en six couleurs, 10 cartes en noir, 850 gravures photographiques. Relié toile amateur, titre or . . . . 55 francs

(Payable 7 fr. 50 par mois ; au comptant, 5 %)

Géographie rapide de la France, par Onésime RECLUS. Un volume in-8° illustré. Broché, 2 fr. ; relié toile . . . . 2 fr. 75

La France, Géographie illustrée (v. plus haut : *Coll. in-4° Larousse*).

L'Allemagne contemporaine, La Belgique illustrée, L'Espagne et le Portugal illustrés, La Hollande illustrée, Le Japon illustré, La Suisse illustrée (voir plus haut : *Collection in-4° Larousse*).

Sciences

✧ ✧ ✧

La Science française. Ouvrage publié avec la collaboration de BERGSON, DURKHEIM, LAPIE, APPELL, BAILLAUD, BOUTY, de MARGERIE, MASPERO, etc. Introduction de Lucien POINCARÉ, directeur de l'Enseignement supérieur. Exposé, dû à la plume des plus éminents ·savants français de notre temps, de la part essentielle que la France a apportée au progrès scientifique. *Deux volumes* illustrés de nombreux portraits hors texte. Chaque volume, broché, 12 fr.; relié toile......... **18 francs**

Qu'est-ce que la Science? par LE DANTEC. D'intéressants aperçus sur la science, dus à un savant qui fut un des esprits les plus originaux de notre temps. Un volume in-8º, illustré de 88 grav. Broché. . **3 francs**

L'Œuvre de Félix Le Dantec, par J. MOREAU. La méthode scientifique; les lois biologiques; les horizons philosophiques. Un volume in-8º, avec un hors-texte. Broché .... **4 francs**

Initiation aux théories d'Einstein, par Gaston MOCH. Un volume in-8º, illustré de 10 gravures. Broché........... **4 francs**

Histoire Naturelle illustrée, par J. COSTANTIN, L. JOUBIN, F. FAIDEAU et Aug. ROBIN (voir plus haut : *Collection in-4º Larousse*).

La Terre, géologie pittoresque, par Aug. ROBIN (v. plus haut : *Collection in-4º Larousse*).

La Terre, tableaux de géologie, par Aug. ROBIN. Deux tableaux synoptiques en couleurs, avec illustrations (I. *Les Formations sédimentaires.* — II. *Géologie de la région parisienne*). Chaque tableau, en feuille format colombier (63 × 80) .... **2 fr. 50**

La Mer, par CLERC-RAMPAL (v. plus haut : *Collection in-4º Larousse*).

Herbier classique, par F. FAIDEAU. 50 plantes caractéristiques des principales familles analysées et décrites. Un vol. in-8º, illustré de 162 grav. (reprod. photogr. et dessins d'après nature). Br., 3 fr. 50 ; rel. toile. **6 fr. 50**

Topographie, par A. BERGET, directeur-adjoint du Laboratoire de Géographie physique de la Sorbonne. Traité complet de topographie, présenté sous une forme claire et accessible, tout en gardant toujours un caractère réellement scientifique. *(Grande médaille Janssen de la Société de Topographie de France.)* Un volume in-8º, 375 gravures. Br. **12 francs**

Le Miracle des Hommes: Helen Keller, par Gérard HARRY. Curieux ouvrage scientifique et philosophique sur la célèbre sourde-muette-aveugle. *(Couronné par l'Académie française.)* Un vol. in-16. Br. **5 francs**

Méthode Montessori : Pédagogie scientifique. Traduction de M.-R. CROMWELL, avec préface de P. LAPIE, Dr de l'Enseign. primaire. *Deux volumes* gr. in-8º, illustrés de nombreux hors-texte : I. *La Maison des Enfants,* broché, 18 fr.; II. *Éducation élémentaire,* broché . . . **32 francs**

La Voix professionnelle, par le Dr Pierre BONNIER, laryngologiste de la clinique médicale de l'Hôtel-Dieu. Leçons pratiques de physiologie appliquée aux carrières vocales. Un volume in-8º, illustré de 39 gravures. Broché, 3 fr. ; relié toile souple................. **3 fr. 75**

Hygiène
et Médecine pratique
◊ ◊ ◊

Larousse Médical illustré (v. plus haut : *Dictionnaires Larousse*).

Dictionnaire illustré de Médecine usuelle, par le Dr GALTIER-BOISSIÈRE. Ouvrage moins développé que le *Larousse Médical*, contenant les notions essentielles en fait d'hygiène et de soins à donner aux malades. Un vol. in-8° de 576 pages, 849 gravures. Broché. . . . . **18 francs**
Relié toile. . . . . **24 francs**

Hygiène nouvelle, par le Dr GALTIER-BOISSIÈRE. Tout ce qu'il est essentiel de savoir sur les maladies contagieuses, les vêtements, l'habitation, etc. Un volume in-8°, illustré de 396 gravures. Broché. . . . **8 fr. 50**

L'Estomac, hygiène, maladies, traitement, par le Dr M.-A. LEGRAND. Un volume illustré de 14 gravures. Broché. . . . . **3 fr. 50**

L'Œil, hygiène, maladies, traitement, par le Dr VALUDE, médecin de la clinique nationale des Quinze-Vingts. Un volume illustré de 54 gravures. Broché, 3 fr. 50 ; relié toile. . . . . **4 fr. 25**

L'Oreille, hygiène, maladies, traitement, par le Dr M.-A. LEGRAND. Un volume illustré de 74 gravures. Broché. . . . . **3 fr. 50**

Le Nez et la gorge, hygiène, maladies, traitement, par le Dr NEPVEU. Un volume illustré de 48 gravures. Broché, 3 fr. 50 ; relié toile. **4 fr. 25**

La Bouche et les dents, hygiène, maladies, traitement, par le Dr ROSENTHAL. Un vol. illustré de 28 gravures. Broché. . . . . **3 fr. 50**
Relié toile. . . . . **4 fr. 25**

La Peau et la chevelure, hygiène, maladies, traitement, par le Dr M.-A. LEGRAND. Un volume illustré de 65 gravures. Broché. **3 fr. 50**

Les Nerfs et leur hygiène, par le Dr GUILLERMIN. Un volume broché, 3 fr. ; relié toile. . . . . **3 fr. 75**

Les Maladies de poitrine, par le Dr GALTIER-BOISSIÈRE. Un volume illustré de 63 gravures. Broché, 3 fr. 50 ; relié toile. . . . . **4 fr. 25**

Arthritisme et artério-sclérose, par le Dr LAUMONIER. Un volume broché, 3 fr. 50 ; relié toile. . . . . **4 fr. 25**

Précis d'alimentation rationnelle, par le Dr PASCAULT. Un volume broché, 3 fr. 50 ; relié toile. . . . . **4 fr. 25**

La Cuisine hygiénique, par Mme Cl. FAURE, avec introduction du Dr GUILLERMIN. Un volume broché. **3 fr. 50**

Pour élever les nourrissons, par le Dr GALTIER-BOISSIÈRE. Un volume illustré de 62 gravures. Broché, 3 fr. 50 ; relié toile . . . **4 fr. 25**

Pharmacie domestique, préparation et emploi des médicaments, par Paul HUBAULT, pharmacien diplômé de l'Ecole supérieure de pharmacie de Paris. Un volume illustré de 80 gravures. Broché. . . . **3 fr. 50**

EN VENTE CHEZ TOUS LES LIBRAIRES

Livres d'intérêt pratique

❀ ❀ ❀

Mémento Larousse. Petite encyclopédie de la vie pratique, contenant en un seul volume, classées méthodiquement, toutes les connaissances d'utilité journalière : grammaire, histoire, géographie, arithmétique, sciences, comptabilité, droit usuel, hygiène, savoir-vivre, recettes et procédés, etc. (*Vingt ouvrages en un seul*). Beau volume de 730 pages (format 13,5 × 20), 900 gravures, 82 cartes dont 50 en coul. Cart . . . **15 francs**
Relié toile, titre or . . . . **17 fr. 50**

Le Livre de la Jeune fille, par M. DOLIDON, M. MUNIÉ, Dʳ ROSENTHAL, Gabrielle et Léon ROSENTHAL, Maria VÉRONE. Mémento des connaissances pratiques nécessaires à la femme : organisation de la maison, soins à donner aux enfants, etc. Un vol. in-8º illustré, cart. artist. **7 fr. 50**

La Cuisine et la Table modernes, guide de la maîtresse de maison, dû à la collaboration d'hommes du métier et donnant non seulement les recettes culinaires proprement dites, mais encore tout ce qu'une femme doit savoir sur le matériel de cuisine, le service de table, etc. Beau volume in-8º de 500 pages, 600 gravures. Br., **12 fr. 50** ; rel. toile. **18 francs**

Coupe et confection, par Mᵐᵉ TAPHOUREAU-LAUNAY. Un volume in-8º, 311 grav. dont 160 modèles de patrons. Br., **5 fr.** ; relié . **8 francs**

Le Dessin de l'artisan et de l'ouvrier, par E. CHEVRIER. Traité pratique de dessin industriel. Un vol. in-8º illustré. Br., **3 fr.** ; rel. toile **3 fr. 75**

Peinture usuelle à la maison. Tout ce qu'il est utile de savoir pour opérer soi-même : outillage, badigeons, etc. Brochure in-8º ill. **1 fr. 50**

L'Electricité à la maison, par H. DE GRAFFIGNY. Indications pratiques pour procéder soi-même aux diverses applications de l'électricité, éclairage, sonneries, allumoirs, etc. Un vol. in-8º illustré. Broché. . **3 francs**

Le Guide mondain, par la Cᵗᵉˢˢᵉ DE MAGALLON. Art moderne du savoir-vivre. Un volume in-8º. Broché, **3 fr.** ; relié toile . . . . . **3 fr. 75**

La Chasse moderne, encyclopédie du chasseur, due à la collaboration de personnalités autorisées. Beau volume in-8º de 682 pages, illustré de 488 gravures. Broché, **18 fr.** ; relié toile . . . . **25 francs**

Pour devenir bon chasseur, par P. GASTINNE-RENETTE et G. VOULQUIN. Conseils pratiques. Un volume in-8º illustré. Broché . . . . **4 fr. 50**

La Pêche moderne, encyclopédie du pêcheur, due à la collaboration de spécialistes. Beau volume in-8º de 600 pages, illustré de 680 gravures. Broché, **14 fr.** ; relié toile . . . . **20 francs**

La Comptabilité commerciale, industrielle et domestique, avec notions sur le commerce, le crédit, les sociétés et la législation commerciale, par G. SOREPH. Un volume in-8º. Broché, **7 fr.** ; relié toile . . . **10 fr. 50**

Champignons mortels et dangereux, par F. GUÉGUEN, professeur agrégé à l'Ecole supérieure de pharmacie. Un volume in-8º, illustré de 7 planches en couleurs. Relié toile souple . . . . **3 fr. 50**

Agriculture

◊ ◊ ◊

Larousse Agricole illustré, encyclopédie agricole en deux volumes (voir plus haut : *Dictionnaires Larousse*).

Almanach du Blé 1922, édité sous le patronage du *Comité national du Blé*. Conseils pratiques pour augmenter et améliorer la production du blé, 1 fr. (franco . . . . 1 fr. 25).

Les Ennemis des plantes cultivées (*Maladies — Insectes*), par G. Truffaut. Moyens de déterminer d'une façon simple et pratique, d'après l'observation des ravages causés, les ennemis et parasites des plantes ; remèdes à apporter dans les différents cas. Beau volume in-8º, illustré de nombreuses gravures et de 53 planches hors texte. Broché . . . 12 francs

BIBLIOTHÈQUE RURALE

L'Agriculture moderne, encyclopédie de l'agriculteur, par V. Sébastian. 671 gravures. . . . . *(En réimpression)*.

Progrès en agriculture (conseils pratiques), par R. Dumont. 92 gravures. Broché . . . . 4 francs

La Ferme moderne, traité des constructions rurales, par M. Abadie. 390 gravures et plans. Broché. 7 fr. 50

Rotations et Assolements, par Parisot. Br., 5 fr. ; rel. 8 francs

La Culture profonde, par R. Dumont. 33 gravures. Broché. 4 francs
Relié toile. . . . . 7 francs

Les Céréales (*Culture raisonnée*), par R. Dumont. 116 gravures ; 1 planche hors texte. Broché . . . . 9 francs

Les Plantes sarclées (*Racines et tubercules*), par R. Dumont. 86 gravures, 2 planches hors texte. Broché . . . . 8 francs

Les Sols humides, par R. Dumont. 52 gravures. Broché. 6 francs
Relié toile. . . . . 9 francs

La Laiterie moderne, par Wauters et Haentjens. 75 gravures. Broché . . . . 4 fr. 50

La Médecine vétérinaire à la ferme, par le Dr Moussu. 85 gravures. Broché . . . . 7 fr. 50

Toute la Basse-Cour, par Voitellier. 59 grav. Broché. . 4 fr. 50

Elevage en grand de la volaille, par Palmer. 15 gravures. Broché. . . . . 3 francs

L'Arboriculture fruitière en images, par Vercier. 101 planches avec texte explicatif en regard. Broché . . . . 7 fr. 50

Le Pommier à cidre et les meilleurs fruits de pressoir, par E. Fau. 30 gravures et 32 planches. Broché, 5 fr. ; relié toile. 8 francs

BIBLIOTHÈQUE RURALE

(suite)

Viticulture en images, par VERCIER. 27 planches. Broché. **3 francs**

Le Jardin moderne, par P. BERTRAND. 103 gravures. Broché. **4 fr. 50**

Le Verger moderne, par P. BERTRAND. 193 grav. Broché. **4 fr. 50**

La Fumure raisonnée, par R. DUMONT. Trois volumes : *Légumes et cultures maraîchères*, br., 6 fr. ; rel., 9 fr. — *Arbres fruitiers et vigne*, br., 6 fr. ; rel., 9 fr. — *Fleurs et plantes ornementales*, broché. **4 fr. 50** Relié toile . . . . **7 fr. 50**

Apiculture moderne, par CLÉMENT. 154 gravures. Broché. **5 francs**

Pisciculture pratique, par HUMBERT. 125 gr. Br., 6 fr. ; rel. **9 francs**

L'Elevage pratique du gibier, par BLANCHON. 176 gravures. Broché, **7 fr. 50** ; relié toile . . . . **10 fr. 50**

Destruction des insectes et autres animaux nuisibles, par CLÉMENT. 400 gravures. Broché. **4 fr. 50**

L'Eau pure, par LECOINTRE-PATIN. 119 gravures. Broché. . **7 fr. 50**

Le Secrétaire rural, par JULLIEN et LÉPÉE. Broché. . . . . **4 fr. 50**

BROCHURES LAROUSSE

Traitant de sujets moins généraux que la *Bibliothèque rurale*, les *Brochures Larousse* étudient une à une les spécialités agricoles, qu'il s'agisse de culture, d'élevage, de construction, etc. Succinctes et économiques, elles concernent plus spécialement les petits élevages et petites cultures de rapport.

52 brochures illustrées :

1º **Elevages:** Lapin. — Poule. — Poulet et poularde. — Oie. — Dindon. — Pigeon. — Canard. — Abeille. — Escargot. — Cheval de labour. — Bœuf. — Porc. — Vache et Veau. — Mouton. — Chèvre.

2º **Cultures :** Pomme de terre. — Haricot. — Chou. — Artichaut. — Asperge. — Betterave. — Salades et condiments. — Champignon. — Fraise. — Prunes et pruneaux. — Blé. — Luzerne. — Prés et pâtures. — Bois et boisement.

3º **Constructions :** Ruche et rucher. — Bâtiments ruraux. — Maison. — Matériaux de construction. — Maçonneries et hourdis. — Béton et ciment. — Pisé et clayonnages. — Charpentes et couvertures. — Logement des animaux. — Annexes rurales. — Reconstructions. — L'Arpentage à la portée du cultivateur.

4º **Industries :** Miel et cire. — Œuf. — Lait. — Beurre. — Fromage. — Conserves. — Boissons hygiéniques. — Vin. — Cidre et Poiré. — Engrais. — Richesses perdues.

Chaque brochure : **1 fr. 50**

Ouvrages
pour la jeunesse

❖ ❖ ❖

Les Livres roses pour la jeunesse. Les lectures les plus attrayantes, les plus saines et les plus variées, pour les enfants de six à treize ans : contes, légendes, récits de la vie moderne, etc., illustrées de nombreuses gravures dues au crayon de vrais artistes (depuis le nº 265, ces gravures sont tirées en couleurs). Deux volumes par mois (premier et troisième samedi). Le volume............................ 0 fr. 30

      Abonnement d'un an : France, 9 fr.; étranger, 10 francs.
      Demander la liste des volumes en vente.

L'Encyclopédie de la jeunesse (Qui? Pourquoi? Comment?). Une publication unique en France : tout le savoir humain mis à la portée des jeunes intelligences sous la forme la plus accessible, la plus nouvelle et la plus attrayante *(La Terre et son histoire ; Tous les pays ; Le livre de la Nature ; Choses qu'il faut connaître ; Pages à lire et à retenir ;* etc.). Six beaux volumes de 720 pages (format 16×25), illustrés chacun de 900 gravures et de superbes hors-texte. Chaque volume, relié toile amateur, tête dorée.. 26 francs
Les six volumes pris ensemble........................ 150 francs

    Payable 15 francs par mois (au comptant, 5 %).

La Science amusante, par Tom Tit. Cent expériences instructives et amusantes, exécutées avec les objets usuels que tout le monde a sous la main, bouchons, allumettes, fourchettes, épingles, etc. *(Médaille d'honneur de la Société d'Encouragement au bien).* Un volume in-8°, illustré de nombreuses gravures. Broché........................... 7 francs
Relié toile... 12 francs

Deux cents Jouets qu'on fait soi-même avec des plantes, par V. Delosière. Indications pratiques pour faire une foule de jouets ingénieux avec les plantes les plus communes. Joli volume in-4°, illustré de 200 gravures et 4 planches en couleurs. Cartonné......... 8 francs

Dansez, chantez, par Chavannes et Rousseau. Chansons et danses mimées, avec accompagnements pour piano. Album in-4° illustré, tirage en deux tons. Broché....................................... 5 fr. 50
Relié toile... 8 francs

A la belle Image. Poésies illustrées pour le jeune âge. Album in-4° illustré. Cartonné...................................... 4 fr. 50

Trésor poétique, par Larousse et Boyer. 300 morceaux de poésie empruntés pour la plupart aux poètes du XIXᵉ siècle. Joli volume de près de 500 pages. Cartonné............................. 6 fr. 90

OUVRAGES POUR LA JEUNESSE
(suite)

La Geste héroïque des petits soldats de bois et de plomb, par George AURIOL. Un volume in-8°, illustré de 70 dessins d'André HELLÉ. Broché, 1 fr. 30; sur hollande....................... **6 fr. 50**

Rabelais pour la jeunesse. Les amusantes aventures de Gargantua et de Pantagruel, mises à la portée de la jeunesse. Texte adapté par Marie BUTTS. *Trois jolis volumes (Gargantua;* 1 vol.; *Pantagruel,* 2 vol.), avec illustrations en noir et en couleurs. Chaque volume, couverture en couleurs.................................. **6 fr. 50**

Contes héroïques de douce France : *Flore et Blanchefleur. Berthe aux grands pieds,* texte adapté par Marie BUTTS, 1 vol.; — *Roland le vaillant paladin,* texte adapté par Marie BUTTS, 1 vol.; — *Les Aventures de Huon de Bordeaux,* texte adapté par Marie BUTTS, 1 vol.; — *Les Infortunes d'Ogier le Danois,* texte adapté par Marie BUTTS, 1 vol.; — *Jeanne la Bonne Lorraine,* par J.-B. COISSAC, 1 vol. — Chaque volume, avec illustrations en noir et en couleurs, couverture en couleurs........ **6 fr. 50**

L'Art, simples entretiens à l'usage de la jeunesse, par PÉCAUT et BAUDE. Excellent ouvrage d'initiation artistique *(Couronné par l'Académie française).* Un volume in-8°, illustré de 140 gravures. Broché.... **10 francs**
Cartonné, 12 fr. 50; relié toile............................ **15 francs**

La Voix des Fleurs, par Clarisse JURANVILLE. Origine des emblèmes donnés aux plantes, souvenirs et légendes qui y sont attachés, etc. Un volume in-8°. Broché, 3 fr.; relié toile................... **4 francs**

La Nature en images, par F. FAIDEAU et Aug. ROBIN. *Quatre volumes.* illustrés d'un grand nombre de photographies et de planches en couleurs:
La Terre et l'Eau.................................... **10 francs**
Les Plantes et les Fleurs.............................. **10 francs**
L'Homme et les Bêtes................................. **10 francs**

Le Fils à Guignol, par Claude HINOT. Petites scènes avec chants pour théâtre Guignol et théâtre de salon. *Deux volumes* in-8°, illustrés de nombreuses gravures. Chaque volume, broché.............. **4 fr. 50**
Relié toile... **8 fr. 50**

Théâtre d'éducation. Nombreux choix de pièces pour les deux sexes et les différents âges. Chaque pièce en un acte, 0 fr. 75; en deux actes, 1 fr.; en trois actes.. **1 fr. 50**
(Demander la liste détaillée)

Pièces tirées des Contes de Perrault et des Fables de La Fontaine, par Eugène GRANGIÉ (E. de SURGÈS) et Marie SOUDART. Sept charmantes brochures, illustrées de dessins originaux de F. FAU, pour enfants de 6 à 13 ans. Chaque brochure................. **0 fr. 75**
(Demander la liste détaillée.)

Saynètes et scènes comiques, par Emile GOUGET, pour jeunes filles et pour jeunes gens. Chaque numéro.............. **0 fr. 75**
Chaque série de dix numéros........................... **6 fr. 50**
(Demander la liste détaillée.)

Paris. — Imp. LAROUSSE, 17, rue Montparnasse. — 655-722.

EN VENTE CHEZ TOUS LES LIBRAIRES

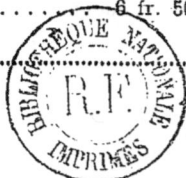